养在
二十四节气

主编　唐博祥

主审　刘清泉

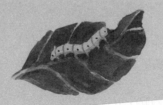

中国医药科技出版社

内容提要

针对现代人在不同节气常遇到的健康问题，如失眠、抑郁、肠胃不适、皮肤干燥以及"三高"等多种常见病证，书中详细介绍了 100 多个大众能用的节气饮食处方。读完本书，您不仅可以跟着节气调养身体，还能在唇齿间感受到久违的四季生活、万千气象。

图书在版编目（CIP）数据

养在二十四节气 / 唐博祥主编 . — 北京：中国医药科技出版社，2017.6
ISBN 978-7-5067-9195-3

Ⅰ.①养…　Ⅱ.①唐…　Ⅲ.①二十四节气 – 关系 – 养生（中医）　Ⅳ.① R212

中国版本图书馆 CIP 数据核字 (2017) 第 064551 号

养在二十四节气

美术编辑　陈君杞
插　　图　张　璐
版式设计　大隐设计

出版　中国医药科技出版社
地址　北京市海淀区文慧园北路甲 22 号
邮编　100082
电话　发行：010–62227427　邮购：010–62236938
网址　www.cmstp.com
规格　710×1000mm ¹/₁₆
印张　18
字数　202 千字
版次　2017 年 6 月第 1 版
印次　2022 年 11 月第 3 次印刷
印刷　三河市百盛印装有限公司
经销　全国各地新华书店
书号　ISBN 978-7-5067-9195-3
定价　45.00 元

编委会

主编

唐博祥

编委

朱洧仪　袁　杨　陈　竞

张金霞　刘　赓

主审

刘清泉

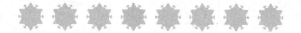

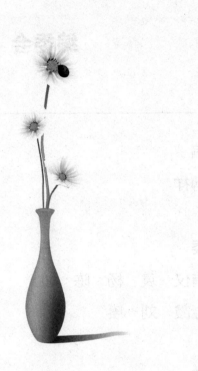

养在二十四节气

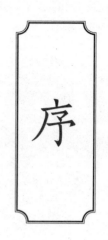

序

　　春夏秋冬、寒来暑往，生活的节律与步调便在这节气变换循环往复之中。虽年年有节气的规律牵动着日常的变化，可岁岁还有自己的流年气运影响着寒暑温凉的交错。诗人也很喜欢在不同的时令场景下赋诗，"小楼一夜听春雨，深巷明朝卖杏花""小荷才露尖尖角，早有蜻蜓立上头""素衣莫起风尘叹，犹及清明可到家"。中国人从骨子里遵循着节气的变换而生活，依其变化穿衣、饮食、务农、养生等，若没了节气的不同变化，就等同天地无生长化收藏、人生无生长壮老已，世界将停顿于虚无缥缈之中，可见节气的归纳不光是古人智慧的结晶，也是宇宙带给我们生生不息的宝藏。

　　听博祥说将要再一次出版与二十四节气养生有关的中医指导书籍时，我也与有荣焉。中医医者的精神不光是医治好每一位患者，事实上我们作为医者都很清楚地明白一个道理，那就是世界之大，患者之多，而医者太少，我们能做的不仅是临床上诊治、科研上创新，更需要将所继承的中医文化精髓不断传承于下一代，所以才会自觉背负传承与推广的使命，并非弃医从文，而是在有限的时间里，广而告之更多的人，养生不是遥不可及，若能时刻活在当下，仰望未来，做好跟随天地节气变化的养生保健工作，强健的体魄、清净的心灵，自然能够为我们所助力，无往而不利！

北京中医医院院长　刘清泉

2017年2月

前言

几十年来坐诊于内科，我对于老百姓看病困难的问题深有体会，每天都会有许多患者千里迢迢来到北京求医，刚下火车就直奔医院挂号还挂不上号的患者数不胜数。出诊大夫由于门诊量大，平均下来能和每一位患者相处的时间也不过20～30分钟。

人的一天要干哪些事情呢？回答是睡觉、吃饭、工作、运动，如果生病了还要治病养身。那么如何在睡觉中调节五脏六腑，在吃饭时已病治病、未病先防，在工作中提高效率又不伤身心，在运动时最有效地锻炼自身，在情绪上调整自己，从而达到养生的目的呢？

本书中我主要是讲述如何顺应二十四节气的变化进行"食养"。我在书中整理总结了近年来关于养生食疗药膳的心得，读者在服用我开的汤药处方的同时，还能配合我的饮食处方，双管齐下，一并驱邪或补虚。若能结合二十四节气进行作息调养、睡眠调养、工作调养和运动调养那就更加完美了，希望能有机会再为读者们诉说其他调养处方。

在人类社会的原始阶段，人们还没有能力把食物与药物分开，这种把食物与药物合二为一的现象就形成了药膳的源头和雏形。也许正是基于这样一种情况，中国的传统医学才说"药食同源"。我国甲骨文与金文中就已经有了"药"字与"膳"字。

而将二字连起来使用，形成"药膳"一词，则最早见于《后汉书·列女传》，其中载有"母亲调药膳思情笃密"的字句。这证明至少在一千多年前，我国已出现药膳的应用。

古为今用，提倡人体的消耗与正常的膳食维持平衡状态，是当今人们追求"健康之饮食、饮食助健康"的初衷。就像现在社会上提倡的绿色环保与低碳生活，减少环境对人体的消耗和损害，才是减少疾病发生的重要条件。因此，本着中医脾胃学说"善治脾胃者，能调五脏也"的理论，我在临床上提出了"三十年前胃养人，三十年后人养胃"的观点。

我在本书的讲述中尽可能用通俗易懂的语言，并列举了大量的膳食养生与实际生活相联系的故事，尽量做到深入浅出，使读者能够看得懂，学得会，在实际生活中享受真正的四季膳食养生方法。

唐代医药学家孙思邈在《千金方》中讲道："夫为医者，当须先洞晓疾源，知其所犯，以食治之，食疗不愈，然后命药。"由此可知，孙思邈将食疗列为医治疾病诸法之首。但疾病有虚有实，人的体质也各有不同，因此一定要辨证施法。本书中有许多生动的例子为您讲述如何从饮食上着手，用以驱赶邪气、提升元气、补益虚弱。世间百姓千千万万，因而辨证施治之法亦为千千万万，本书中只能提出较为常见的一些病症，然后给予饮食处方，具体加减应用还需中医科大夫的临床指导。

然本书难以适应以下状态的读者，过于忙碌的人，或者不注重保养自己身体的人，这类人恐因难以顺应二十四节气之变的规则养生。

本书的出版，基于笔者三十年的中医知识积淀，融汇三十年的临床经验总结，希望此书能在未来补益三十年大众健康。谢谢您的阅读！

唐博祥

2017年3月

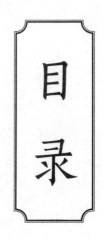

目 录

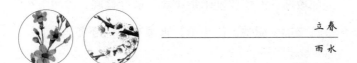

第三话　夏季饮食养生法

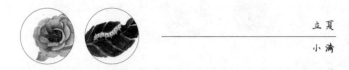

立夏

小满

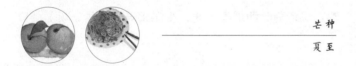

芒种

夏至

目

录

盛夏炎炎湿热伏，生机勃勃小大暑 /104

唐氏夏季饮食通用金处方 /119

第四话　秋季饮食养生法

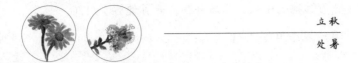

立秋

处暑

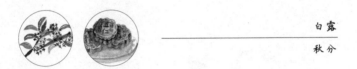

白露

秋分

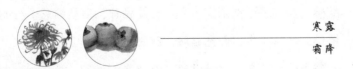

寒露

霜降

目

录

第五话　冬季饮食养生法

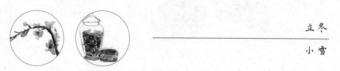

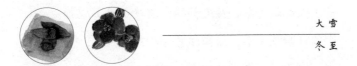

大雪纷飞兆丰年，冬至三九一阳生 /205

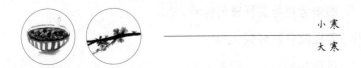

深冬严寒霜雪交，小大寒过初春来 /219

第六话　四季通用处方

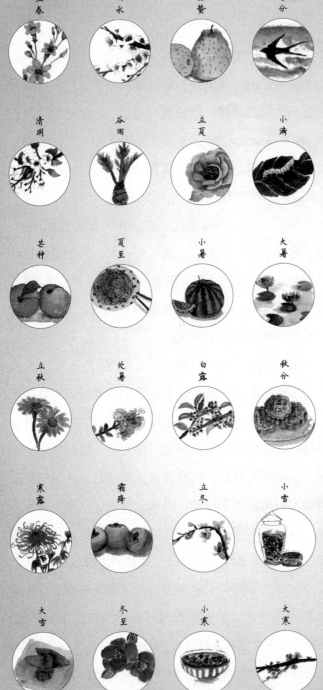

立春　　雨水　　惊蛰　　春分

清明　　谷雨　　立夏　　小满

芒种　　夏至　　小暑　　大暑

立秋　　处暑　　白露　　秋分

寒露　　霜降　　立冬　　小雪

大雪　　冬至　　小寒　　大寒

◆ 二十四节气养生总则 ◆

第一话

尽管有些地区四季不是那样的分明，但总的来说，"春生、夏长、秋收、冬藏"乃为定律。顺着节气安排生活点滴便能与"天地同气"。

按照中国传统，立春要吃春卷咬春，传说可以防病去灾，用最好的状态迎接新的一年到来。立秋要贴秋膘，咬秋的本意为的是弥补夏天消耗的热量，然后更好地过冬。老话说"冬至不端饺子碗，冻掉耳朵没人管"，冬至吃饺子是希望能驱赶寒气。夏至是一年之中的长昼日，吃面象征着延年益寿。这些全是老百姓民间对适应天时养生的总结。

"冬三九、夏三伏"，中医学认为在三伏天里，任何治病、养生的行为都算得上是冬病夏治；三九天亦是，为的是能夏病冬治。又有如雨水之俗谚："春雨贵如油"，对应于人体的话，我们就应在雨水这个节气里，适时灌溉内在环境，这时，就应该用膳食来适当调养人体的气血阴阳。

古人在长期观察天地和农事之后，订立了一年四季共二十四节气的法则。明代《齐民要术》明确地教导老百姓依节气来调整作息、跟进农事，令饮食居处合乎天地之道。以北京为例，四季花开的规律是：梅花开放在腊月里，桃花争艳于初春季节，荷花钟情夏天绽放，菊花却喜秋季盛开。天气气候对植物的影响是人们再熟悉不过的。表面上看来，气象因素对人体的影响没有像对植物那么明显，其实不然，只是因为人们懂得如何抵御不良的气象条件，所以没有受其明显的危害。其实，天气的任何变化，人不但可以感觉出来，连体内生理活动也必随之发生一系列改变，比如雾霾天气对人体伤害就十分严重，如果人体预防了就不会发病，反之发病是必然的。

天气、气候对人体生理活动的影响是肯定的，如何用膳食来调养这种变化，世界各国各有其不同方法，如何将气象天文学与四季膳食养生相联系是我们所要研究的课题之一。如何让老百姓根据节气的变化来科学饮食，少生病或不生病，也是我在书中主要阐述的。

我提倡以节气配合饮食来养生，本书中介绍的100多个饮食处方是我行医多年的经验和感悟，供大家选择参考。

中国文化和中医学理论一脉相传，就像我们讲的人要"三十而立"。三十岁，是我们由"父母的孩子"正式成为"孩子的父母"的象征阶段，如果三十岁之前的耕耘已收获好果实，不出意外的话，三十岁后的人生会相对顺遂，反之，若耕耘的成果寥寥无几，那三十岁后的人生将有一番辛苦波折的过程。

但从身体的健康来说，却不见得如此，30岁的年龄，是健康的分水岭。人一到这个岁数，五脏六腑的功能都开始下降了。

《黄帝内经》中说，到了男子四八（32岁）"筋骨隆盛，肌肉满壮"的时候，正是男子机体的运化功能达到了顶点之时，同时也意味着运化功能盛极将衰；女子四七（28岁）"筋骨坚，发长极，身体盛壮"，此时女子肝肾气盛达到顶点，却也指肝肾之精气将要开始逐渐减弱。当然这是普遍规律，也受遗传基因和后天保养的因素影响，这正是我们要讲的。

中医学认为人体生、长、化、收、藏，生、死、病、老、已的同时，也孕育着新的起点开始。就好比我们登山登到顶峰以后，必然是下山返回的开始，但为了能再多享受登顶的美好时光，又不想那么快下山。那么，为了防止人体衰落过快过早的发生，我们应该从何下手呢？

要想身体好，养好脾胃是关键

为了补其不足、存之有余，补益先从后天下手是最快的途径。因为先天是父母给的，是遗传的，因此，补先天较难，而补后天较易。身为人体后天之本的脾胃，通过气机的正常升降出入、水谷精微的正常输布，来保证人体正常的生理活动。《景岳全书·脾胃》中有这样一段："土气为万物之源，胃气为养生之主。胃强则强，胃弱则弱，有胃则生，无胃则死，是以养生家当以脾胃为先。"说明人体有胃气则生，无胃气则死。胃气是靠五谷为主来补充的，在人生三十而立之前，人体胃气充足，因此平日里很少生病。但是在三十岁之后，人体功能逐渐衰退，先天精气不断减弱，这时候就必须以补养后天来作为养生防病、抗衰老的必要手段了。

我接触过很多看起来比实际年龄小得很多的人，有医学工作者，也有普通老百姓，他们虽各有各的生活方式，但是他们都特别注意饮食。坚持科学的饮食，不仅可以保持健康的身体，也能保持良好的精神状态。

家常便饭是最好的保健品

有一些患者，因为工作压力大，或者生活不规律，常常表现出一些亚健康的状态。其实，人得病主要是因为脾胃不好所致。中医学讲，脾胃为后天之本，胃不和则卧不安，脾胃运化失职，自然身体状况每况愈下。再加上现代人生活条件好了，很多人喜欢盲目进补。有些人身体本身就湿气很重，还去吃滋腻的保健品，那只能是南辕北辙。

遗憾的是大多数人都明白我说的道理，但是却不知道如何正确去做。在这本书里，介绍的就是我多年总结得出的养生方法。只要您按照正确的方法，跟着节气去养生，您的身体状况一定会大大改观。

于是，我提出"三十年前胃养人，三十年后人养胃"的养生防病理念。

在这里，除了强调本书调养各脏腑以达到固护后天之本的效果，在平日里，我们还应在生活各方面做到以下四点，才能达到养生防病的目的。正所谓"药补不如食补，食补不如不补""是药三分毒"。当然这与身患疾病，医生给你开药是两回事，因此从生活点滴加上饮食调养下手，对人体最没有害处。

第一，不提倡烟酒。有吸烟者，吸烟量越少越好，任何时候戒烟都不晚。不能大量饮酒，如有喝酒嗜好的话，适量饮用少许无妨。

第二，在有条件的地方，提倡睡午觉（20分钟左右）；减少主食用量、增加副食质量；要吃得七八分饱；餐后一个半小时散步；经常调畅情绪，听音乐是最好的调节。

第三，坚持每周1～2次中等强度的身体锻炼，主要锻炼心肺功能，如球类、跑步、登山、游泳等，时间掌握在20～40分钟，心率在每分钟110～120次。

第四，做好环境及个人卫生；杜绝随地吐痰和乱扔垃圾的陋习，做一个文明公民。

传统药膳偏于补养，哪儿虚就补哪儿，很容易吃得上火，但就任何一个具有中医学意识的人来说，人的体质有阴阳偏重的不同，所患疾病有虚有实。很多患者来找中医看病，总想得到这个问题的答案："我到底是阴虚还是阳虚呢？"

相信每一位临床大夫在多年看诊的经验基础上，都能够总结出一个很平常的结论：临床所见患者中，虽既有纯为邪气所侵之体，又有大病久病之后纯虚之人，但是，更多的患者则是属于邪气侵袭与体质虚弱同存于一体的虚实夹杂之症。因此得病之人没有所谓的纯阴虚或纯阳虚之体，只能够用"偏重"一词来解释病性罢了。

另外，体质虚弱不单单是只用阴、阳来划分，而是分气、血、阴、阳等多个方面不足导致的不同虚弱证型，气虚之人若乱补阴阳可是要出大事的，血虚之人亦然。甚至，若对疾病的性质更具体地再划分，还牵扯到是因邪气的滞留导致的体虚，还是纯虚无邪或邪气不盛的体虚。若为邪气淤滞导致的气郁血虚、血瘀气虚、阴盛格阳、阳盛格阴等，一旦误用补药，那只会让治疗走入歧途，要想改正就比较棘手了。

本书饮食处方中所列食材，均为常见之品，购买容易，而且烹饪简单，形味俱佳，使用药材相对较少，基本上全家适用，这也是与传统药膳的主要区别。

本书介绍了在各个节气中（立春、雨水、惊蛰、春分、清明、谷雨、立夏、小满、芒种、夏至、小暑、大暑、立秋、处暑、白露、秋分、寒露、霜降、立冬、小雪、大雪、冬至、小寒、大寒），人的健康应处于何种状态，才是与天地相呼应。为此我特适应节气天时开了些煲汤处方，并结合多年来临床工作中的各种实例，讲述如何从饮食上着手，用以驱赶邪气、提升元气、补益虚弱，从而达到养生防病的目的。我们知道，这世间的百姓千千万万，因此辨证施治之法亦为千千万万，在此只能提出较为常见的一些病证，然后给予饮食处方，但具体加减应用还需中医大夫的临床指导才是可取的。笔者仅希望能带给各种体质的人群在相应节气里补益健康的食疗建议，让老百姓享受膳食养生的乐趣，让健康陪伴您一生。

本书所用的煲汤处方，每一道都非常美味，有的适合全家人，有的针对特定体质人群或患者。那么，应该如何去使用这些食疗方呢？

1. 如何挑选药材

第一，最好选购道地药材。

比如说熟地，最好用河南的怀地黄，这是著名的"四大怀药"之一；食疗方中经常用到的枸杞，性味甘平，滋补肝肾、明目、美颜，最好选用产自宁夏的枸杞；我在本书里特别介绍的九香虫（屁屁虫），治腹胀、腹痛特别好，产自四川、云南的是道地药材，其他产地的九香虫蛋白质含量没那么高，疗效自然也会略有差别。

第二，有些煲汤的食材得买新鲜的，最好还是应季的。

比如夏天用鲜芦根，就肯定比用干芦根好。因为芦根本身有养阴生津、润肺气、清胃热的作用，比起干品，鲜品能更好地发挥功效。

夏季，您如果摘点鲜薄荷叶、鲜荷叶、鲜苏叶，熬粥喝，肯定吃着特别爽口，还能清热解暑。

第三，买药时一定要仔细鉴别，别买假药、劣药。

我就遇到过有人卖假天麻，是拿白薯干做的，样子与真天麻很像，但疗效肯定不一样。有的不良商家还用萝卜冒充人参，还有把苦参当成人参来卖的，苦参的疗效比人参寒凉，价钱也差远了。

所以，买药时要到正规药店购买，不要光图便宜，一定要买到真药才能发挥食疗方的功效。

2. 买回来的中药材一次用不完该如何保存

如果中药材一次没有用完，人参等一定要用保鲜袋或纸袋包好，放在冰箱的上层冷藏；如果是饮片类的，除了夏天要放在冰箱里冷藏，春、秋、冬季放到通风干燥处保存即可。如果是储存了一段时间的中药材，使用之前一定要先看看有没有不新鲜或者发霉的情况，药材发霉或生虫了就不要再使用了。

3. 买回来的中药，在煲汤时如何处理

买回的中药材，在煲汤之前需要先进行简单的处理。比如鳖甲，需要先用温开水浸泡，将其泡发。大约泡上20分钟，去去它的土味、杂质，这样处理后也更干净。

如果是新鲜的药材，洗干净后，就可以直接使用。饮片的话，需要用清水过一下再煲汤。煲汤的时候，饮片可以用纱布包着，这样喝汤时就不会吃到饮片了。

4. 药材的分量是否一定要具体化

有些朋友非常关心这样的问题，煲一个汤，每种药材到底要放多少克呢？这个分量是不是一定得具体化呢？比如说官桂，是用几小片，还是用多少克？

我在这本书里说到的药材，一般都是以克为单位的。因为如果是切片的话，药房里有的制作成大片、有的制作成小片，可能差别较大。煲汤时要的是10克，您用9克、11克，都可以，但千万别加成50克，那就可能会出问题了。

5. 吃了食疗方有不适感该怎么办

如果您吃了书中讲到的食疗方之后，感觉有些上火、嗓子疼、大便干燥，那就先暂停服用。这可能说明您的体质并不适合这道食疗方。您可以多喝点茶水、果汁、绿豆汤，以冲淡药力，甚至化解药效。

因为书中所选的药都是药食同源的，既可以当药用，又是日常生活中的常见食物，而且，这些药材都是非处方药，是《本草纲目》中的上品、佳品，几乎没有毒副作用。经过我多年临床的验证，这些煲汤、粥、羹服用得当绝对安全有效。但是，

作为一名有责任心的医生，如果一万个人中有一个人会出现这样的情况，我也得提醒您注意一下，总之要让您用得安心，吃得放心。

在选配煲汤食材时，我也特别注意药效与二十四节气的关系。比如，夏天选薏苡仁，可以去湿；选藿香，可以开胃、解暑、化湿浊。冬天选熟地，可以滋阴、补血、益肾精。

书中有的饮食处方后面，我写明了使用时的注意事项，让您煲汤时心里有个谱儿，一家老小都能兼顾到。

6. 本书所介绍的药膳在节气内吃和节气外吃有何差别

关于这本书里提到的每一道药膳，您在当季吃效果最好。您可别太逆着走，这就对身体不好了。比如说大寒的时候，您非要大量地吃绿豆，除非真的对症，否则就真的可能让脾胃受寒，有损身体健康了！

当然，咱们也有一些通用的药膳，是一年四季都可以用的，尤其是对慢性病的调理很有好处。

7. 本书的饮食处方最适合哪些人食用

这本书里写的饮食处方，主要是面向白领、蓝领、中老年人的，着眼于能较好地固护脾胃。

另外，还有个别处方是我专门推荐给孩子吃的，对孩子的生长发育有益。因为我在临床上发现，好多孩子要么特别胖，要么特别瘦弱，这都是脾胃失调导致的，这种情况特别需要用汤、粥进行调理，帮助脾胃恢复正常的功能，孩子才能更加健康地成长。

8. 什么叫"汤""煲""粥"

汤是指用少量食物或适量中药，放较多量的水，烹制成汤多料少的一类汤菜。

煲一般用的食材比较多，放在砂锅里，用文火慢慢地熬，烹调时间比较长。

粥是指用五谷和其他食材搭配熬成的半流质食物。

所谓的汤、粥，是偏重于单味的，也就是说用的食材比较少，做起来比较简单。比如绿豆汤，开锅后熬一会就可以了，时间太长反而会降低绿豆解暑利湿的效果。

而煲汤就得熬的时间长一些，比如海参就得熬透了，海参不熬透了，营养释放不完全，作用达不到，也不好吃。

那么，哪些人更适合喝汤，哪些人更适合吃粥呢？我认为，这个倒没有本质的区别。一般来说，煲多偏重于秋冬两季补，汤多偏重于春夏两季喝。本书中，每个节气我都尽量提供更多的食疗方供您选择。

我曾在饭店考察过做鱼翅羹的方法，厨师告诉我，两只鸡、三只鸭子，要整整煲上三天，才熬得出来这个汤，再撇油、撇沫，汤白净净的，然后搁一点鱼翅。这么一小碗，价格不菲，味道确实好，也是大补之品，但咱们平时补养不用吃这么贵的东西，在日常生活中跟随二十四节气的变化来煲汤、熬粥，营养也十分丰富，一样能达到因顺应自然规律、科学饮食而拥有的健康状态。

第二话

◆ 春季饮食养生法 ◆

春季有立春、雨水、惊蛰、春分、清明、谷雨6个节气。每个节气都会以不同的气候来影响人体。

孟春时节，气温由寒变暖，适当补充防风寒的食物是有必要的，如生姜，最好经常煲汤、煲粥喝。从立春开始，天气开始变得干燥，一会儿冷一会儿热的，这时您要多吃养阴润燥的食物，如鸭肉、阿胶。到了雨水的时候，天气潮湿，乍暖还寒，在饮食上还要添加除湿祛寒的食物才行。

仲春，万物的阳气向上冲，人特别容易上火，这时您得注意去燥清火，情绪上需防止过于忧虑。惊蛰时百虫复苏，这时要吃补肾温阳的食物，如黑豆、葱、姜，让身体随着天地之气慢慢醒来。春分寒热交加，饮食的关键是寒性食物和热性食物参半食用。

季春时气温回升最快，清明时节要吃养肺柔肝之品，如银耳、百合。谷雨来了，则宜吃辛甘之物，如大枣、蜂蜜，可发表健脾，以克制阴雨绵绵的天气给您带来的不适感和黏腻感。

孟春饮食养生方案一览表

孟春节气	立春	雨水
饮食处方标准	宜食辛温、甘润、升发之品	以祛风除湿和调养脾胃为主
饮食处方禁忌	不宜食酸收、辛辣、油炸、烧烤之味	忌食羊肉、狗肉、炒花生、葱蒜等

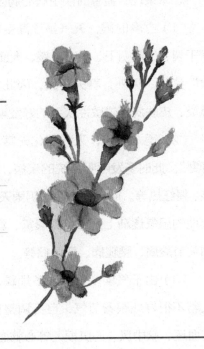

立春

2月3日或4日

俗话说："春打六九头"。立春始于六九。立表示开始，立春就是春季的开始。

雨水

2月18日或19日

东风解冻，散而为雨，降雨开始，雨量渐增。

立春

雨水

孟春的气候由寒变暖：立春时节天气干燥，气温忽冷忽热，宜食养阴润燥、防风寒之品；雨水时节天气潮湿，气温乍暖还寒，饮食物则应由除湿祛寒之品构成。

不管是汤药处方还是饮食处方，每个人的体质不同，处方的原则就会有别，治疗方法亦大不相同。

总体来说，孟春时候生病的病因病机有以下四点。

（1）立春时候，天气虽逐渐变暖，但天气干燥，可出现嘴唇干裂、口苦咽干、干咳少痰、大便干燥、舌苔黄厚等所谓"上火"症状。另外，春天多风，因此常见鼻塞、流涕等症状，是鼻炎、皮肤病等过敏性疾病的好发期。

（2）雨水时节，天气变化无常，经常会有寒潮，俗称"倒春寒"。此时多发呼吸系统的疾病，如流行性感冒、肺炎、百日咳、猩红热等。而且经常性的阴雨天，雨量逐渐增多，空气湿润，大地的湿气逐渐上升，可见晨雾、浮霜，容易出现风湿性疾病，如关节酸痛、腰腿痛、风湿痛等。

（3）由于气候多变，人多烦躁，容易失眠、眩晕，体弱之人若不很好地跟着节气，自行调整机体的内环境，则容易引发高血压、脑中风、心肌梗死等心脑血管疾病。

（4）在这阴阳寒热交接的节气中，阳亢则不寐、汗出过多、咽干口苦，是口疮、痤疮等皮肤病多发季节；阳虚则气短乏力、腰膝酸软、阳痿早泄、白带增多、胞宫虚寒；阴不足则贫血、容易疲劳、盗汗、心悸、咽干、皮肤干燥等等。但因从冬到春，由寒至暖，人体对于阴津、阴液等精华的补充仍较充足，故冬季之时保健养生得当者，阴津、阴液容易得以平衡。

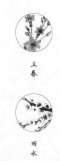
孟春时节食材挑选举例

五谷：粳米、黄豆、豌豆

蔬菜：韭菜、茼蒿、芥菜、香椿、山药、藕、芋头、豌豆苗、黄豆芽

肉类：鸡肉、动物肝脏、鱼类、瘦肉

水果：苹果、香蕉、雪梨、菠萝、橘子、甘蔗

调味品：姜、料酒

饮食禁忌：少吃冬瓜、绿豆芽等寒性食品。也要少吃山楂、五味子、乌梅等酸性食物和未成熟的水果。

养生关键词：豌豆、豌豆苗

豌豆：味甘，性平，入脾、胃经。功能补中益气、止泻止痢、利尿消肿。主治腹胀腹泻、呃逆呕吐、口渴、脚气、浮肿、乳汁不通等。适合糖尿病患者食用。需注意的是，豌豆久食、多食，亦致腹胀。

豌豆苗：味甘，性平，入心、脾、胃、大肠经。能清热解毒、清肠利小便、增强免疫力。适宜高血压病、高脂血症、动脉硬化、糖尿病患者食用。

鱼腥草白萝卜粥
（春，止咳，清肺）

七分饱、三分寒，青菜萝卜保平安

　　白萝卜作为一种常见蔬菜，生熟皆可食用，好的白萝卜"皮薄、肉嫩、多汁，味甘不辣，木质素少，嚼而无渣"，民间有句话叫"萝卜响，咯嘣脆，吃了能活百来岁"，又有"萝卜赛人参"之说。萝卜作为贫困人家都吃得起的蔬菜，其滋味连苏轼都赞赏有加，他曾说在准备考科举复习功课期间，常以"三白"果腹，"食之甚美，不信世间有八珍也"。人家就问了："您这'三白'所指何物。"苏轼便回答说："一撮盐、一碟萝卜、一碗饭，乃三白也。"白萝卜的功效很多，脾胃、肺与大肠都能照顾到，功效有清热生津、凉血止血、下气宽中、消食化滞、开胃健脾、顺气化痰，主治咳嗽、腹胀等病症。由于白萝卜性凉，受寒时若生吃，会使寒邪深入，因此伤风伤寒感冒食用时必须煮熟了，另加少许鲜姜、香菜、白胡椒以去其凉性再吃。

春天的时候，感冒多出现咳嗽，喷嚏流涕，痰稀白、苔薄白等症状，这些是因为伤风后肺气受损所致。您只要在刚觉得感冒时就赶紧喝点鱼腥草白萝卜粥，就有加快病愈的功效，并且能防止再次被感染。这款粥对家人来说也是一个提高机体抵抗力的粥品。粥里还可加些绿豆芽等解毒利湿之品，以加强散邪作用。此粥喝起来有清香甘淡的滋味，鱼腥草本身就是一道凉拌佳肴，又有甘甜的萝卜汁一起加入粥里，喝起来不会让人产生喝药的那种排斥感，不仅治疗了呼吸道疾病，还对胃肠的功能恢复起到很好的效果。

现代社会，许多人容易得呼吸道及肠胃方面的疾病，其实防病治病的原则是很简单的，即"三分治、七分养"，而如何"养"则是最大关键。

以前没有那么好的条件，大雪天里让孩子穿上外套就到外面跑啊玩的，那时也没见着哪家的孩子轻易着凉感冒的，可现在，为了孩子的安全以及健康，都市里的孩子能自由地到街上玩耍的机会已是罕见。怕孩子着凉，于是家长将孩子捂得严实；怕孩子饿肚，爷爷奶奶总是让孩子吃得饱饱的；孩子爱吃肉，于是杂粮、蔬菜就吃得少；孩子爱喝饮料，于是喝水、喝蔬果汁就少了。俗话说得好："七分饱、三分寒，青菜萝卜保平安。"这虽然是一句俗语，但很有科学道理。其实，判断孩子是否穿得暖，摸摸他的鼻尖就行，如果鼻尖暖就别再添衣服了。

吃得过饱，穿得过暖，饮食不均衡，生活习惯不良好，以上这四点是造成人体不健康的四大主因，请问您重视了吗？

原料： 鱼腥草 60 克，白萝卜汁 20 毫升，绿豆芽、冰糖各 30 克，粳米 100 克。

做法： 鱼腥草水煎，去渣取汁，加入粳米同煮，米熟时倒入萝卜汁、绿豆芽再煮熟即可。

用法： 外感风邪时连续 2～3 天饮用，每日 1～2 次。

适宜病症： 咳嗽、流涕、咯痰

适宜证型：外感风邪

方解：

君：鱼腥草、白萝卜汁————清热生津、顺气化痰

臣：冰糖、绿豆芽————润肺止咳、清热利湿

使：粳米————开胃和中、调和诸味

功效：本品疏风清肺，止咳润燥。适合外感初起之咳嗽，喷嚏流涕，痰稀白、苔薄白等症状。

【鱼腥草】味辛，性微寒，入肺经。具有清热解毒、消痈排脓、利水消肿、通淋的功效。主治上呼吸道感染、各种炎症、水肿、痈肿疮毒、热淋、湿疹。

【白萝卜】味甘、辛，性凉，入脾、胃、肺、大肠经。具有清热生津、凉血止血、下气宽中、消食化滞、开胃健脾、顺气化痰的功效。用于治疗腹胀停食、腹痛、咳嗽、痰多等症。

注意事项：脾胃虚寒者勿服。

甲鱼羊肾百合韭菜益智仁煲
（春，补肾）

卖甲鱼的邻居
自制菜肴补肾虚

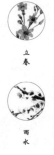

　　记得年幼时，家里老人常说，春天到了，经过一个漫长而寒冷的冬天，需要吃点新鲜的绿叶蔬菜，这样一年下来能少生病。我们家住在建国门附近，到了春天母亲经常带着我们去城墙外挖野菜吃，比如茵陈、公英、苋菜等，我们都很少得感冒。小时候不能理解，觉得可能是因为冬天万物凋零，寸草不生，吃的都是秋天收的大白菜、萝卜等腌制过的蔬菜，营养必定有所流失，所以春天要改善一下。

而在从事中医多年以后，渐渐发现春天万物生长，尤其在初春时候，葱、蒜、韭、芥这些温性的植物生长得尤其旺盛。中医学讲，万物要顺应自然，天人合一。在初春天气仍寒冷时，除了应该注意摄入足够的热量与蛋白质以外，更应该吃些这样温性的，帮助人体升阳的新鲜蔬菜，可以预防许多病的发生。

我认为由肝肾阴虚体质引起，在春天容易发作的疾病，如失眠不寐、心悸、头晕目眩、腰膝酸软，男子夜尿频数以及阳痿早泄，女子月经量少、胞宫虚寒等症，都可以利用初春这个特殊的时节去治疗，效果比其他时节都好，事半功倍！

我家以前有一邻居，他家是卖甲鱼的，这位老先生年纪已过六旬，从前总是觉得头晕目眩、腰膝酸软，晚上经常起夜，影响睡眠。他很好学，没事就翻阅书本，知道自己的情况属于老年肾虚，也知道中医学讲要"以形补形"，动物的腰子都是可以补肾的，韭菜是"壮阳"的，甲鱼可以滋补肝肾，所以他就试着把这三样东西炖成汤。喝了一段时间，这腰腿利索了，头晕的症状也没有了，感觉特别精神，但是可能喝的时间有点长，结果就上火了。

一个偶然机会，他知道我是从事中医的，就跟我说了这事。我觉得他挺有创新精神，这个方子效果也不错，但是如果能再加几味药在里面，并在合适的时节服用，效果会更明显。这个汤，服用时间不能太长，否则容易上火。后来，我就顺水推舟，改良了一下这个好汤，就是下文向大家所介绍的甲鱼羊肾百合韭菜益智仁煲。

活到老、学到老是一件特别值得表扬的事情。其实人生不就是一个活到老学到老的过程吗？

原料：甲鱼肉 300 克，羊腰子 100 克，韭菜 120 克，百合 60 克，益智仁 20 克（药材铺有售）。

做法：

1.甲鱼洗净切成小块，羊腰子洗净去臊筋切成块，用开水焯一下，捞出备用。

2. 韭菜洗净切碎,百合用 40℃温开水泡 30 分钟后备用。

3. 将甲鱼肉、羊腰子放入锅中,加足量凉白开水,用武火煮沸 10 分钟后,改用文火,加入其他原料和适量料酒,煮炖 60 分钟后,加入适量精盐即成。

用法: 午饭、晚饭前汤肉各半,温热服用,5 ~ 7 天为 1 个疗程。

适宜病症: 不寐,肾虚之腰酸、尿频,女子胞宫虚寒

适宜证型: 肝肾阴虚

方解:

君:甲鱼、羊腰子————滋肾阴、壮肾阳

臣:益智仁、韭菜————健脾通窍、温阳缩尿

佐:百合————养心安神

功效: 本汤适用于早春期间阴虚体质引起的失眠不寐、心悸、头晕目眩,男子腰膝酸软、阳痿早泄,对尿频(非急性感染所致的尿路炎症)或起夜次数多的治疗效果特别好,对女子月经量少、胞宫虚寒等症有辅助的食疗作用。

【甲鱼】性味甘、平,入肝、脾经。具有滋补肾阴、养血润燥、通络散结、安神的作用。适合于体弱、肺结核、骨蒸劳热、肝脾肿大、水肿之人。高血脂、糖尿病、冠心病、高血压患者亦可作为辅助食疗。甲鱼滋腻,久食容易导致消化不良,且甲鱼功能通络散结,腹泻便溏之人及孕妇忌食。

【羊腰子】味甘,性温,入肾经。功能补肾壮阳、益精填髓。主治肾气虚亏之腰膝酸软、耳聋耳鸣、阳痿遗精、尿频遗尿等症。青少年肾不虚者忌单独服食。

【益智仁】性味辛、温,入脾、肾经。具有健脾益心、温肾缩尿的功效。主治腹部冷痛、中寒吐泻、嗜睡、遗精滑精、小便余沥、夜尿频急等症。

【韭菜】性温、味辛微苦,入心、肝、胃经。补肾益胃,充脾气,散瘀行滞,安五脏,行气血,止汗固涩,平呃逆。韭菜虽好,多吃会上火且不易消化,有眼病者、胃肠虚弱者因阴虚火旺,不宜单独多食韭菜。

【百合】味甘、微苦,性平,入心、肺经。功能润肺止咳、清心安神,主治肺虚久嗽、虚烦惊悸、脚气浮肿。

注意事项: 本汤服用时间不能太长,否则容易上火。

虾仁韭菜籽紫菜粥

（春，补脾肾）

最近有一位朋友请教我，说她的女儿从小就特别挑食，为了保持苗条身材，肉类基本上都不吃，只吃点海鲜和素菜。结果导致营养不良，虽然是个青年人，精力却特别差。而且年纪轻轻的，一遇到天气变冷就感冒腹泻，手足总是冰冷的，特别容易腰酸乏力，白带也特别多。

当时我想到广东的一位朋友，常常拿早春特产的韭菜来炒虾仁，做紫菜滚汤，味道十分鲜美，营养也很丰富。常常喝粥和汤水特别养脾胃，我根据这些想到了一个好方法，如果把这几样东西合在一起弄个粥，那味道应该相当鲜美，而且还容易消化。

我告诉那位求助于我的朋友，让她去买虾仁、韭菜籽、紫菜、粳米（大米）去煮粥。虾最好是买新鲜的，然后自己剥壳去肠，如果条件不允许，买点冰鲜的虾仁也行。韭菜籽则需要去菜籽商店（专营蔬菜种子的地方）才有卖的，韭菜籽比韭菜温阳的效果要更明显。

虾仁滋阴补肾壮阳、健脾暖胃，韭菜籽补肾温阳、通利祛寒，紫菜滋阴养血、补肾益心脾。早春时节，因天气乍寒乍暖，身体不适应，容易引起一系列肾阳虚衰的病症，如阳痿、遗精、早泄及女子白带过多、腰酸乏力、精神不振等，这时候服用这个粥最合适不过了。

我把这个方法介绍给那个朋友后，没过几天，她就跟我说，女儿精神气色好多了，而且也不腰酸乏力了，上班特有干劲儿。她女儿最高兴的是，不但身体抵抗力增强，很少感冒生病了，而且还没长胖。

原料：虾仁 120 克，韭菜籽 30 克，紫菜 15 克，粳米 90 克，精盐适量。

做法：

1.将虾仁用温水泡软、洗净后切成块状备用，韭菜籽晒干碾粉备用。

2.紫菜用温水泡发，撕成小块状。

3.将以上原料与粳米一起掷入锅中，加足量凉白开水，用武火煮开 10 分钟。

4.然后改用文火，再熬煮 30 分钟左右，加入适量精盐调味，和匀即成。

用法：早晚温热服用各 1 碗，饭前为佳，5～7 天为 1 个疗程。

适宜病症：男子阳痿、遗精、早泄、女子带下、腰酸、乏力

适宜证型：脾肾阳虚

方解：

君：虾仁、韭菜籽————补肾温阳、暖胃驱寒

臣：紫菜————滋阴养血、补肾益精

使：粳米、精盐————健运脾胃、防止上药过热

功效：本粥补脾肾之力强，适用于阳痿、遗精、早泄及女子白带过多、腰酸乏力、精神不振等。

【虾仁】味甘，性温，入胃、肝、肾经。功能滋阴补肾壮阳，还有健脾暖胃的作用，主治阳痿、早泄。有实邪者忌服。

【韭菜籽】味辛，性温，入肾、肝经。功能补肾温阳、通利祛寒，主要用于阳痿、早泄、遗尿、尿频尿急、腰膝酸软、经期腹部冷痛、白带增多等症的治疗。

【紫菜】滋阴养血、补肾益心脾。阴虚体质及感冒者慎服。

注意事项: 实热体质及感冒者慎服。

老鸭芡实松子栗子阿胶粉煲

（春，滋阴降火，养心益脾）

靓汤　滋阴养胃美味

冬春交接之际，寒冬渐渐过去，春天已悄悄来到。此时，阳气初生，机体也如同大地花草一般等待着萌生舒展的机会。

每年2月初期间，总会有些小伙子来我这看病，主要是想来解决关于梦遗的困扰，还有一些男士就遗精早泄导致性生活不美满的问题前来就诊。其实这就是中医学认为的，冬令时节，肾的封藏没有照顾好，因而在紧接着的初春时候，身体接续不上节气转换，阳气升发太过造成不足所导致的问题。可冬春时令气候的交接该如何做最佳的接续呢？

冬为肾气所主，春为肝旺之时，冬天的调养须在初春来临之前做好，又有心在上为阳，肾在下为阴，阴阳相交，乃成正候，若阴阳心肾之气无法相接续，容易导致心肾一系列疾病，如梦遗腰酸、心悸气短、盗汗乏力等症状。而孟春之时，一阳初生，阳气正蠢蠢欲动，养护不及时，容易造成虚阳外越的情况，导致人体容易上火，出现舌苔发黄、口苦咽干等症状。

俗话说："春日宜少酸增甘，以养脾气。"这是由于酸味属肝，而甘味属脾，春天已是肝气旺的时节，肝属木，木克土（脾），肝旺则易影响到脾，因此春季容易出现脾胃病。

综上所述，孟春之时，我们应当以养心补肾、滋阴降火、健运脾胃之法，以达防病治病之效。食疗方中，我们宜选取一

立春

雨水

············

◆ 养在二十四节气 ◆

············

22

············

些滋养之品用以初春的养生。下面我就来给您介绍一款孟春养生滋阴养胃的美味靓汤。

据《日用本草》中记载，鸭肉可"滋五脏三阴，清虚劳之热，补血解水，养胃生津"。而芡实有补肾固精、健脾养胃之效。在此基础上，我又加了3味中药以增强本汤煲在心肾方面的调养作用：即松子、板栗以及阿胶。松子含有多种微量元素，可以补肾安神，而栗子具有补脾健胃、补肾强筋的作用，又加上阿胶补肺滋阴、润燥养血之功，这几味合而为一，喝后不仅感到鲜香可口，还能起到滋阴降火、养心益脾、补肾固精的功效。

本汤煲做法简单，功效全面，没有大寒大热之品，老人小孩皆适宜，凡是有因为肾阴不足导致潮热盗汗、手足心热；因心脾虚弱导致体倦乏力、失眠梦多、月经不调；以及因肾精亏虚、肾阳不固导致阳痿早泄、腰酸遗精、五更泄泻等症状的患者，都在配合我开的汤药和饮食处方的治疗之后，给予我肯定，您也不妨试一试。这里不妨提到老外到中国来首选吃中国烤鸭，不仅因为美味，更是因为吃了不上火，不生痰。

原料：老鸭半只，芡实60克，松子30克，带壳栗子60克，阿胶粉12克，葱、姜、蒜、料酒和精盐各适量。

做法：

1. 老鸭洗净后切成小块，松子去壳留仁，栗子洗净，带壳连刀切成四瓣。

2. 老鸭用滚烫开水氽一下，捞出后放入砂锅中。

3. 在砂锅内加足量水，放入芡实、松子、切好的栗子、阿胶粉1、适量葱、姜、蒜瓣、料酒，及适量精盐，用武火煮开20分钟。

4. 打去浮沫，改用文火熬煮2小时即成。

用法：晨起空腹服用净汤1碗；晚餐前汤肉各半服用1碗，温热服用。1周2～3次，每日2次。

适宜病症：心悸、多汗、咽干、口腔溃疡、腰酸、眠差多梦

适宜证型： 阴虚火旺

方解：

君：老鸭半只、芡实————————滋阴、清虚热

臣：栗子————————————固精、健脾胃

佐：阿胶————————————养血、润肺燥

使：葱姜蒜、料酒、精盐————————调和本方

功效： 本方适宜立春服用。具有滋阴降火、养心益脾、补肾固精的作用。对肾阴不足、虚火内盛、心脾劳损等引起的梦遗腰酸、体虚多汗、心悸气短等症也有辅助治疗功效。

注意事项： 不适合胃热炽盛及感冒者服用。

韭菜豆腐瘦肉汤
（春，补气血，疏肝开胃）

忙碌的职场女性
气血两虚

　　乍暖还寒的早春时节，那叶似翡翠、根如白玉的韭菜率先向人们报春，成为初春应时鲜蔬菜。韭菜因其更新复壮能力极强，一经栽培，可采收十余年之久，"久"和"韭"同音，故称韭菜。

　　古人十分看重春韭。《诗经·豳风》中说，四之日献羔祭韭。《礼记》中也有"庶人春荐韭，配以卵"的说法，大有用鸡蛋炒韭黄祭祖宗之意。李时珍的《本草纲目》中更有"正月葱，二月韭"的说法，也就是说，农历二月生长的韭菜对人体健康非常有益。唐代著名诗人杜甫的《赠卫八处士》也有"夜雨剪春韭，新炊间黄粱"的诗句。《山家清供》中还记载了一个关于韭菜的有趣故事。六朝的周颙，清贫寡欲，常年只吃蔬

菜。文惠太子问他蔬食何味最胜？他答曰："春初早韭，秋末晚菘。"而江西人还有"剃头刀儿割韭菜，寅时割丁卯时有"的儿歌。可见韭菜在春天的地位。

有经验的医生在春天诊病中常发现，中小学生头晕、血压低、贫血的特别多，这是因为青少年在生长时期，体内肝血不足，阳气偏弱。其实，血压低、贫血以及每天早晨爬不起来的孩子，一定要抓住二月吃韭菜的机会，尽可能多吃一些，把身体补好。韭菜对人体有养阳温经的作用，还能增进体力和促进血液循环。常常手脚冰冷、下腹冷、腰酸的人，或迟来月经的妇女可以多吃，但是，有扁桃腺炎和中耳炎的人不能吃韭菜。

我有一个患者，她是单位的外勤人员，经常出差，常年的出差生活给她的身体造成了很大的伤害，直到有一次在单位晕倒了，才来医院看病，丈夫建议她看中医调理调理，她便来到了我的门诊。

初次见她的时候，我还真有点担心，她面色煞白且无光泽，身体羸弱，那么瘦的身板还能出差，做那么多的事。经过简单的问诊，我很快就诊断出她属于气血两虚。飞机餐加工作餐，还老没准点儿吃饭，她的胃肠道已经很弱了，如果服用中药的过程中，配合点食疗可事半功倍。我想能不能通过食补给她先缓解调理一下呢？看着窗外的春光我灵机一动，吃韭菜呀。春韭是最有营养的。于是我就告诉她让她在吃汤药的同时，再吃上两周的食疗汤，就是用韭菜、豆腐、瘦肉做成的韭菜豆腐瘦肉汤。

这个汤可以益气补血、疏肝、养血开胃、滋阴补虚，对她这种气血两虚的人特别适合。该女士经过精心调养，两周后她来复诊时，感觉她气色好多了，我再给她号了脉，决定不再给她开药了，直接食补吧，她一听不用喝汤药，也更是高兴，乐呵呵地走了。

原料： 韭菜 90 克，南豆腐 160 克，瘦猪肉 90 克，料酒 15 克，味精少许，熟猪油 20 克，淀粉 20 克，精盐适量。

做法：

1. 将韭菜择洗净，切成 2 厘米长的段；豆腐洗净切小块；猪肉

立春

雨水

去筋膜，洗净，切小丁，放碗内，用淀粉上浆。

2. 锅内放清汤上火，放料酒烧开后，放入豆腐丁、肉丁，至豆腐浮起，肉丁将熟时，放入韭菜、淋熟猪油，装汤碗内食用。

用法：早晚温服，每周连服 2 ~ 3 天。

适宜病症：低血压、贫血、乏力

适宜证型：肝血不足，阳气受损

方解：

君：韭菜、瘦肉————————温中益阳、活血开胃

臣：豆腐（南豆腐最好）————益气和中，养血润燥

佐：料酒（花雕黄酒，好）————祛腥解腻

使：猪油、精盐————————清热开胃、调和本方

功效：本方益气开胃、补血活血、疏肝和胃、滋阴补虚。韭菜对预防高血脂、冠心病有辅助疗效。适宜肝血不足，阳气偏弱之低血压、贫血、乏力者服用。

注意事项：患有扁桃腺炎、鼻炎和中耳炎的人不能吃韭菜。

◆
养
在
二
十
四
节
气
◆

羊肝菠菜鸡蛋汤
（春，补肝明目，补血养血）

养肝明目

『以形补形』

　　有这么一句广告词说："肝若好，人生才会是彩色的。"所谓眼睛是心灵之窗，眼睛好不好与肝脏最为密切。我在这里选取了三种都具有养肝血、明目作用的食材，其中菠菜鸡蛋是一道家常菜，看大力水手这部卡通片的时候，总是能感受到普派吃完菠菜后那强壮有力的男子气概。其实菠菜最强的功效在于养肝明目、补益精血，加上鸡蛋也有养心血、益肝肾的作用，因此，二者相合，是一道保养眼睛的佳品。

春季的时候，门诊看胃病的患者特别多，正所谓"人以四时之法成"，我们必须秉着"治未病"的思想，在养肝之时兼顾健脾胃，如此肝木才不容易去克脾土。看门诊时，我最常说的一句话就是：春天煲汤好，暖脾胃又助消化，只有脾胃调好了，治五脏六腑之病更容易好。因此我推荐煲汤喝，吃煲的菜、喝煲的汤，光是菠菜鸡蛋可就太单调了，加个羊肝刚刚好。人说吃肝可以补肝，这是以形补形，但我在这可要呼吁大家，动物肝是好东西没错，但吃多了还是会造成肝肾负担的，要适度吃才行。羊肝是养肝明目、益精补血之品，对于肝血虚引起的视力下降、目暗昏花、视物模糊等病症都具有良好的治疗效果。而且羊肝、菠菜、鸡蛋都味甘能补脾胃，所以，本煲汤实为一道养肝护眼、补血健脾胃的佳品。此外，中医传统药黄连羊肝丸等更适合清肝明目。

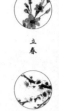

原料： 羊肝 100 克，菠菜 250 克，鸡蛋 1 枚，精盐、味精、香油各适量。

做法： 将羊肝洗净切片，入砂锅，加水适量煮熟，将菠菜洗净切段入锅，开后再放入鸡蛋液煮熟，用精盐、味精调味，淋上香油即成。

用法： 一周 1～2 次，可作为孟春时节日常汤品。

适宜病症： 消瘦乏力、头晕目眩、目暗昏花、失眠烦躁

适宜证型： 肝血亏虚

方解：

君：羊肝、菠菜————养肝血、明目

臣：鸡蛋————————养心神、润燥

使：精盐、味精、香油——调和本方

功效： 本品补肝明目，补血养血，润肠通便。主治肝血亏虚之消瘦乏力、头晕目眩、目暗昏花、失眠烦躁等症。可作为夜盲症、糖尿病、高血压患者的辅助食疗。

【羊肝】味甘苦，性凉，入肝经。功能养肝明目，益精补血。用

于治疗血虚萎黄羸瘦，肝虚目暗昏花，雀目，青盲，障翳。

【菠菜】味甘，性凉，入肝、胃、大肠、小肠经。具有补血止血、通脉利膈、滋阴平肝、润肠通便之功效。适用于高血压、糖尿病、夜盲、慢性便秘的患者。

【鸡蛋】味甘，性平，入脾、胃经。具有滋阴润燥、养心安神、养血安胎、益肾健脑之功。用于治疗消瘦乏力、眩晕、夜盲、失眠烦躁、心悸、咽痛、呕逆等症。

注意事项：容易上火、肝火旺盛的体质尽量少服用本方。

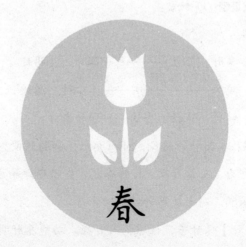

春

仲春饮食养生方案一览表

孟春节气	惊蛰	春分
饮食处方标准	保阴潜阳，多吃清淡食物	保持寒热均衡
饮食处方禁忌	忌辛辣、过酸、油腻之品	忌大热、大寒之品

惊蛰

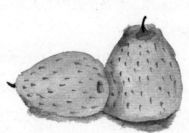

3 月 5 日或 6 日

九九即为惊蛰，蛰即藏，惊蛰是指春
雷响，蛰伏在土中冬眠的万物惊醒。

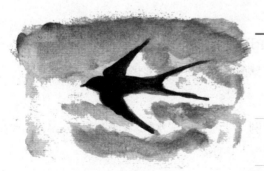

春分

3 月 20 日或 21 日

春分示昼夜平均、阴阳各半、寒
暑平分。

仲春的阳气旺盛而收敛之力相对较弱，容易上火：惊蛰乃万物复苏之象，宜食补肾温阳之品，使阳气不要上亢于外，而要收藏于元气之中，令身体慢慢复苏，与天地同气；春分的寒热平均之度，饮食关键便是寒热各半，冷暖适中。

不管是汤药处方还是饮食处方，每个人的体质不同，处方的含义就会有别，治疗方法亦大不相同。

总体来说，仲春时候生病的病因病机有以下三点。

（1）仲春阳气最旺，阳气若不及时化为己用，容易产生上火的现象，而各个脏腑的火起的方式不同，因此灭火的方法也各有千秋。

肝火：可出现眩晕、目睛胀痛、口苦咽干、急躁易怒。

心火：可见心悸、失眠、多梦、口舌生疮、小便黄等。

胃火：表现为牙龈肿痛、口臭、消食易饥、腹胀便秘。

肺火：咳嗽、咳痰、痰少而黏、潮热盗汗、手足心热。

肾火：又称命门火旺，容易引发遗精早泄、五心烦热。

（2）仲春为肝主时，由于我们自身会下意识地顺应节气，因此，春天不宜补肝，肝主疏泄，肝气太过，则疏泄失职，容易引起烦躁、失眠、头晕、便秘、乳房胀痛、月经不调、白带增多等症状。

（3）由于肝木为肾水之子，过旺则易导致肾虚，肾虚则会产生盗汗、腰酸、小便不利、阳痿早泄等症。

仲春时节食材挑选举例

五谷： 黑豆、糯米、粳米

蔬菜： 百合、山药、菠菜、芹菜、莴笋、胡萝卜、花菜、柿子椒、油菜

海鲜、肉类： 鸡肉、虾、北极贝

水果： 大枣、龙眼、草莓、甜橙、木瓜、提子

菌类： 银耳

调味品： 蜂蜜（荆花蜜最好）、葱、姜、黄酒、大蒜

韭菜：又名起阳草、洗肠草。味辛、甘，性温，入肾、肝经。功能补肾益肝、温中健胃、行气理血、润肠通便。主治遗尿尿频、阳痿遗精、腹痛腹泻、女子月经不调，以及跌打损伤等症。可起到防治动脉硬化、冠心病的作用。由于韭菜含丰富粗纤维，多食会引起消化吸收不良，有时还会导致腹泻。

香椿：味苦，性温。功能清热燥湿、健胃理气、消炎止痛。主治气滞胃痛、泄泻痢疾、关节疼痛、疝气等症。另外，香椿还具有抗癌、降压、降糖、降脂等食疗作用。

惊蛰

春分

黑豆浆仙果龙眼红枣山楂糯米汤圆（春，肾虚，失眠）

天上月圆，地上人团圆

要说起汤圆呢，南北吃法大不相同，一年四季吃的叫法也不同。人说冬至要吃汤圆，那是"吃冬至圆，大一岁年"，古有冬至节和春节同等重要一说，过了冬至吃了汤圆才大一岁的说法在南方广为流传，因此一些不想老一岁的人过冬至时干脆就略过吃汤圆这一个环节，有这样子才不会变老的说法。春节过了，正月十五要吃元宵，元宵还是汤圆，只是叫法不同罢了，古时将正月又叫作"元月"，而农历十五叫作"宵"，于是就有了元宵节，大过年的，家家户户团团圆圆的气氛正浓，如何让这团圆的景象延续呢？说巧不巧，这汤圆就有那圆圆满满的含义在其中，如此，天上的月正圆，地上的人家都在团圆，人人又都吃着汤圆，这不正象征着中国传统的"圆"的思想吗！果然，几千年的中国文化传承下来，无处不在蕴含着那最让人向往的真理——圆。再探索下去，汤圆的原料是"糯米"，其味甘，性温，入脾、胃、肺经，有补中益气止泄之功效。中医学认为，脾胃位于人体中部，承载着人体升清降浊之功能，升清即提取好的转输到人体各部位，降浊即排走对人体有害的物质，脾与胃的功能本身就是一个阴与阳相互制约帮助的"圆"，这也恰好对应了汤圆之"圆"字思想。

以往我们大多吃到以水或酒酿为汤底的汤圆，可是日常生活中我们有那么多的饮品，何不将其变化一下，让汤圆吃起来既富有新意又添加养生的功效呢？几年来，根据我个人的研究推荐大家试试黑豆浆。黑豆为黑色属水入肾，又恰好长得与肾相像，《本草纲目》中说："豆有五色，各治五脏，惟黑豆属水性寒，可以入肾。治水、消胀、下气、治风热而活血解毒，常食用黑豆，可百病不生"。何谓百病不生，就是使人不生病还健康长寿的意思呀！可见黑豆虽然随处可见、价格低廉，但功效并不一般。

说完汤底再说说馅料。小时候，家里老人总会在家中备点枸杞、红枣、龙眼，炖汤时就放一些在汤中，一方面增加汤头的甘甜滋味，一方面又有养生层面的含义。老人家都说枸杞乃仙果也，仙有神仙之意，总说吃枸杞能养人，令人轻身延年、好颜色，如同神仙般快活，早在《神农本草经》里就有记载："枸杞久服坚筋骨、轻身不老、耐寒暑"，后世医者都认为枸杞能滋补肝肾、益精明目、养血美颜，清代著名老中医李清云先生便以枸杞为日常必需饮品，长寿至二百多岁呢。

原料： 黑豆浆 3 袋，仙果（枸杞）6 克，龙眼肉 10 克，红枣 20 克，山楂酱 20 克，糯米面 150 克，玫瑰酱少许。

做法：

1. 先将枸杞、龙眼肉、红枣洗净，加少量水，放在一个大碗里，再放入蒸锅，武火烧开后，改用文火蒸 15 分钟后放凉。

2. 将红枣去核、去皮，与枸杞、龙眼肉捣烂成泥，加入山楂酱和少许玫瑰酱，和匀备用。

3. 将糯米面加水和面，包入红枣、枸杞、龙眼等做成的馅，做成汤圆。

4.黑豆浆放在锅中烧开，汤圆掷入锅内，用文火煮熟，然后加入少许白糖即可。

用法： 早晚餐前各1碗，5天为1个疗程。

适宜病症： 失眠、眩晕、心悸、食欲不振、腰痛

适宜证型： 肾虚

方解：

君：黑豆、龙眼——补肾健脾、养心安神

臣：红枣、山楂——益气生精、开胃生津

佐：枸杞、玫瑰——补肾疏肝、养血明目

使：糯米————补中益气、调和诸食

功效： 黑豆浆是天然食品，温补脾肾、活血利尿，枸杞子滋阴补肾、养血明目，龙眼肉补益心脾、安神定智，红枣补肾和胃、益气生精，山楂滋阴生津、安神开胃，玫瑰酱气味芳香、疏肝解郁。本配方组成独特，具有补肾养心、健脾安神的作用。适用于肾虚腰痛、须发早白、头晕目眩、心悸浮肿、食欲不振、口苦咽干、失眠多梦等症引起的心脾肾虚弱，以及干燥综合征等。

注意事项： 感冒、实热、湿热体质者慎用。

人参茵陈黄精粳米粥

（春，疏肝理气，补气健脾）

梅雨时节湿扰人

俗话说"春天后母心"，意思大概是说春天的天气变化时而寒冷时而又温暖，阴晴不定，就如同那种脾气阴晴不定、时好时坏的后母一样。其实，我想说的不是后母的坏话，我想说的是人的身心状况无时无刻不与天气相应的道理。春季时，肝气最旺，假若本身体质偏虚，而不能有效地平衡自己的肝气，令肝气过旺，则往往表现出心烦气躁，急躁易怒，甚至，男性会

出现尿黄、阳痿、早泄，女性则出现月经不调、白带增多的表现。因此，春天到了，疏肝理气、调养气血尤为重要。

古代有黄精与人参同为补药之首一说，黄精的"黄"，乃太阳，乃万物之母——土，对应于人体五行，仍是属脾土。太阳能孕育万物，生机盎然，脾土能运化精微物质以营养全身；"精"，乃精华、精气，指其本身就是精华成分，吸收天地之精气于一身。古有黄精久服能成仙一说，其功效不容小觑。作为食疗用的食材，第一当然是要味道可口，滋味鲜美，黄精首当其冲。黄精作为仙品这一点在《神仙芝草经》中有写道："宽中益气，使五脏调良，肌肉充盛，骨髓坚强，其力增倍，多年不老，颜色鲜明，发白更黑，齿落更生。"从中医学来讲，体质偏虚，致病物质容易在体内堆积，加上疏通不及时，久而成瘀易致多种慢性疾病。有研究证实，体虚之人长食黄精能较好地维持血压、降低血脂和控制血糖，如果您有条件、有时间可以自己制作蜜黄精来食用，既好吃，又能保健防病，延年益寿，轻身不易老。

人参茵陈黄精粳米粥同取黄精与人参，一个养阴，一个补阳，配伍着食用，相信效果倍增。

民间有"三月茵陈四月蒿，五月薅了当柴烧"之俗谚，大意是说：早春三月的茵陈还在幼苗期，是药效正棒的时候，作为蔬菜，吃起来是味鲜不苦。到了四月的时候，茵陈处于老年期，称作"蒿"，只作药用，功效较轻。而至五月，药效不再，茵陈便如同一般杂草一样只有当柴烧的作用了。

茵陈的功效在于利湿、清热，春三月，肝火过旺，容易让人上火、目睛红赤，脾气急躁，此时正值北方春雨，南方梅雨时节，阴雨绵绵，湿性重浊黏滞，火热与湿气叠加于人体，将会造成人体极大的负担，若不重视，留下病根，等到年迈时，也就只有与医院的医生和病床不断打交道的份了。泡个茵陈茶，煮个茵陈粥，有好无坏。

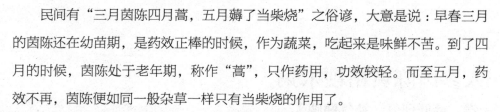

原料：生晒参15克，茵陈45克，黄精30克（以上原料药店均有售），粳米90克，荆花蜜2勺。

做法：

1. 将茵陈洗净，锅内加足量凉白开水，与生晒参、黄精用武火煎汁，去渣留汤。

2. 加入粳米，用文火熬煮成粥。

3. 粥成后，盖上盖焖 15 分钟，然后加入 2 勺荆花蜜，搅匀即可。

用法：早晚饭前温热服用各 1 碗，3 ~ 7 天为 1 个疗程。

适宜病症：烦躁失眠、尿黄尿频、便秘、男子阳痿早泄、女性白带增多

适宜证型：肝气旺

方解：

君：人参————健脾补肾、养肝疏肝、益心神

臣：茵陈、黄精——疏肝理气、清热除湿、养气血

佐：荆花蜜————清热去燥、开胃润肠、疏肝气

使：粳米————补气健脾、除烦止渴、调诸食

功效：生晒参补气助阳，茵陈疏肝理气除湿，黄精调养气血。它们与粳米、荆花蜜熬成粥后，适用于春季肝气偏旺引起的烦躁、失眠、自汗、盗汗、大便秘结等症状。对男子尿黄、阳痿、早泄，女性月经不调、白带增多等症，也有辅助食疗作用。同时，粥中添加荆花蜜，旨在调和并提高以上几味中药的药性，更增强了清热润燥的功效，乃为"万绿丛中一点红"之意。

注意事项：内热、有实火者勿服。

银耳百合糯米粥
（春，疏肝理气，补脾安神）

所致的忧郁 缓解上班族压力

春天本来是个美丽而富有生命力的季节，但是却因为现代社会大家工作学习压力太重，思想负担太大，而在这本来让人心情舒畅的季节忧郁焦虑起来。所谓的郁闷，主要就是因为中

医学所说的肝郁气滞所导致的。其典型症状除了心情不舒畅以外，还会有失眠多梦、性欲寡淡、胸闷、胁肋胀痛、消化不良、大便干燥或者便秘。对于女性来说还会有月经不调、白带过多、脸上容易长斑、乳房胀痛的表现。以下要介绍的粥，特别应时节，而且制作容易，适合忙碌的上班一族。

银耳百合糯米粥，所需原料为银耳、百合、玫瑰花、糯米、荆花蜜。这里要说明的是，蜂蜜大部分的营养成分在过高温度（60℃）下就会被破坏。因此，蜂蜜须在粥的温度低于60℃时再添加。

银耳滋阴除烦，有润肺燥、补肾阴的作用。百合则有安五脏、益神志、补心脾的作用。春天百花齐放，花类的取材相对方便，而且使用当季的玫瑰花，其芳香通窍、疏肝理气、醒脾安神的作用会更加明显。荆花蜜更能润肠通便。但愿在美丽的春天，大家都能快乐起来！

原料： 银耳20克，百合50克，玫瑰花15克，糯米40克，荆花蜜10克。

做法：

1. 银耳、百合、玫瑰花洗净，加温水泡发30分钟后，置于锅中，续加足量凉白开水，煮沸15分钟后，加入糯米。

2. 武火煮沸5分钟后，改用文火熬煮30分钟。

3. 待粥温度下降至60℃左右，加入荆花蜜，和匀即成。

用法： 早、晚餐前温热服用各1碗，7天为1个疗程。

适宜病症： 乳房胀痛、失眠多梦、便秘、白带过多

适宜证型： 肝郁不舒

方解：

君：银耳、百合——滋阴除烦、健脾安神

臣：玫瑰花———疏肝理气、醒脾安神

佐：糯米———补中益气、调和诸食

使：荆花蜜———润肠通便、疏肝和胃

功效：银耳滋阴除烦、平补肺肾；百合安五脏、益神志、补心脾；玫瑰花芳香通窍、疏肝理气、醒脾安神；荆花蜜润肠通便。本方适用于压力过大，亚健康状态下的胸胁痞满、乳房胀痛、失眠多梦、白带过多、性欲寡淡、大便秘结等症。本方全家适用。

黑木耳桃仁小麦汤
（春，活血化瘀，通脉养心）

心血管疾病 高发期

记得1989年春天，一个周日午后，从医院值完班，我刚走到小区门口，迎面碰上了邻居周大娘。只见周大娘脸色苍白，精神萎靡，嘴唇发乌，我赶紧上前询问。原来近几日大娘一直觉得身体不好，总是胸闷憋喘，到医院一检查，竟然是冠心病，不但有血管硬化，还发现两条血管出现了狭窄。这下全家人都吓坏了，大娘也赶紧住进了医院。治疗了十多天，病情稍稳定些，医生给开了一大堆药，这才让大娘出院回家修养。

大娘老远就冲我说帮她想想办法，看着一向性格开朗热情的大娘现在憔悴的样子，我赶紧给大娘摸了摸脉，又看了看舌象。脉象弦滑，加上舌质淡紫，舌下血管紫暗，大娘又自感胸闷胸痛，应该是心血瘀阻型冠心病。我安慰大娘说，"您这把年纪得冠心病是常见病，不用紧张。只要平时多注意休息，不要劳累，避免生气，再吃些降脂和扩张血管的药，如能再加一些有活血化瘀功效的食物辅助治疗，很快就会好的。"周大娘听我一席话，顿时眉头舒展，我接着说，"我再给您开几味中药，回头给您送家里去，煎好了之后当水喝，一天两次，每次一杯，肯定对您恢复身体有帮助。"

药抓好了，我就给大娘送了过去。隔了几天，我碰到周大娘的儿子，他老远就跟我打招呼，说："您上次给我妈开的药太管用了，这几天我妈再也不说胸闷，憋得慌了。而且那药煮好之后不但不苦，还有淡淡的饭香，一点也不难喝！"我笑着说："对呀，这个方子里主要都是咱们平时吃的东西，包括黑木耳、红小豆、大枣什么的，你别看东西不起眼，只要搭配得当，治病效果一点也不差！

原料：黑木耳10克，桃仁10克，丹皮10克，赤小豆30克，浮小麦50克，大枣5枚，鲜姜5片。

做法：加适量水煎服。

用法：每日两次，每次一杯。

适宜病症：胸闷胸痛、唇甲青紫、舌质紫暗

适宜证型：瘀血阻滞

方解：

君：黑木耳、桃仁——活血化瘀

臣：浮小麦、丹皮——养阴除热

佐：赤小豆————通利水道

使：大枣、鲜姜——调和诸味

功效：活血化瘀，通脉养心。适用于心胸疼痛，瘀阻型的冠心病患者。常见有胸闷痛，唇甲青紫，舌质紫暗，脉弦涩的症状。

笋衣蒸鸡丝

（春，补虚开胃，通便利肠）

尝鲜无不道春笋

从小我就特别喜欢吃笋，一到春天更想吃上一口。每到春雨绵绵，春笋破土而出的时候，就可以享受这美食了。因其各

个部位鲜嫩程度不同，可分开食用，各具特色。嫩头可用来炒食，或作为肉圆、馅心的配料；中部可切成笋片，炒、烧或作为菜肴的配料；根部质地较老，可供煮、煨，以及与肉类、禽类一起烹汤，还可放在坛中发酵制成霉笋，炖食别有风味。唐代著名诗人李商隐还有"嫩箨香苞初出林，于陵论价重如金"的描述。

春笋味道清淡鲜嫩，营养丰富。含有充足的水分、丰富的植物蛋白以及钙、磷、铁等人体必需的营养成分和微量元素，特别是纤维素含量很高，常食可帮助消化、防治便秘。所以春笋是高蛋白、低脂肪、低淀粉、多纤维素的营养美食。古医籍《本草纲目》指出竹笋有"化热、消痰、爽胃"之功。清代养生学家王孟英《随息居饮食谱》说："笋，甘凉，舒郁，降浊升清，开膈消痰，味冠素食。"中医学认为，春笋有"利九窍、通血脉、化痰涎、消食胀"的功效。现代医学还证实，笋有滋阴、益血、化痰、消食、通便、明目的功效。小儿患麻疹的时候，可喝嫩笋尖做的汤，使麻疹出透，缩短病期；用春笋熬粥，对久泻形成的脱肛有很好的疗效。笋还具有吸附脂肪、促进食物发酵、助消化和排泄的作用，是减肥者最理想的食物之一。

追根溯源，我国以笋入馔，已有3000多年历史。在《诗经》里就有"其蔌维何，维笋及蒲"的诗句。晋代戴凯在《笋谱》一书中介绍了竹子的70多种不同的风味。宋代赞宁编著的《笋谱》中总结了历代流传的采笋、煮笋的经验。春笋更是因其脆嫩鲜美，为人们所喜爱，有"尝鲜无不道春笋"之叹。据说，唐太宗用笋来象征国事昌盛，也用笋来比喻大唐天下人才辈出，犹如"雨后春笋"。

需注意的是春笋富含粗纤维，小儿不宜多食，恐其咀嚼不细，难以消化。

原料：鲜笋衣380克，鸡皮250克，蒜泥30克，猪油少许。

做法：

1.将鲜笋衣洗净，切丝，鸡皮切成丝，蒜捣成泥。

2.锅烧热，下熟猪油，待油烧至五分热时，下笋衣丝、鸡皮丝、蒜泥煸炒片刻，加入料酒、精盐、酱油拌匀后装入盘中，上笼蒸熟，即可食用。

39

用法：每周 2 次，适量服用。

适宜病症：消化不良、纳食不香、大便不利

适宜证型：体虚气弱

方解：

君：鲜笋衣———开胃补虚

臣：鸡皮———辅助开胃

佐：蒜泥———通便利肠

使：猪油———调和诸味

功效：此菜补虚开胃，通便利肠，适宜用于体弱多病者，消化不良、纳食不香、大便不利等病症。

惊蛰

春分

养在二十四节气 ◆

春

季春饮食养生方案一览表

季春节气	清明	谷雨
饮食处方标准	多食清淡食物以及柔肝养肺之品	主要以疏肝、润肺、健脾为主
饮食处方禁忌	避免辛辣、寒凉之物	忌生冷、油腻、生湿之品

清明

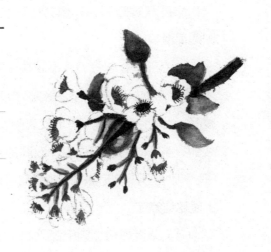

4月4日-6日

清明是表征物候的节气，清《帝京岁记胜》载："万物生长此时，皆清净明洁，故谓之清明。"

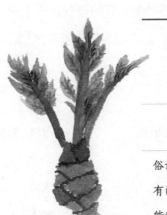

谷雨

4月19日-21日

俗话说："雨生百谷"。谷雨有雨量充足而及时，谷类作物能够茁壮生长之意。

41

绵绵阴雨季春暖，清明谷雨草青青

清明

谷雨

季春的气温回升最快：清明之时宜清淡，养肺柔肝，谷雨之时则宜辛甘，升散健脾，以克制阴雨绵绵的天气给人带来的不舒服与黏腻感。

不管是汤药处方还是饮食处方，每个人的体质不同，处方的含义就会有别，治疗方法亦大不相同。

总体来说，季春时候生病的病因病机有以下四点。

（1）肝木为肾水之子，季春之时，肝阳生发之气最为蓬勃，但如果肝气过旺则易导致肾虚，产生盗汗、腰酸、小便不利、阳痿早泄等症。

（2）自季春起气温升高较快，阴雨绵绵，中午时分通常让人感到湿热难熬，若稍不注意防寒保暖，就容易导致畏寒、腹痛、腹泻、女性白带增多等寒邪侵袭肠胃的症状。

（3）肝旺而疏泄失职，致肝郁不舒，易引起头晕目眩、痤疮、胸胁胀满、乳房胀痛、烦躁易怒、失眠多梦、妇女白带过多、大便秘结等症。

（4）脾胃虚弱，则上源之肺不能良好地通调水道、布散津液，会出现咳嗽、咽干等症状，且易受表邪侵犯，导致肺气虚，出现干咳、鼻流清涕、痰少色白等表现。

又因每个季节的最后18天为脾旺之时，四季脾旺本不受邪，但在春季末肝旺时脾胃受制而虚，所以在肝旺时主要以疏肝、健脾为主。

季春时节食材挑选举例

五谷：粳米

蔬菜：菠菜、荠菜、嫩茵陈、山药、青白萝卜、韭菜

海鲜、肉类：乌鸡、土鸡、鸭（猪）血、虾仁

水果：枸杞、龙眼、大枣、草莓

调味品：蜂蜜、葱、姜

养生关键词：核桃仁

核桃仁：味甘，性温。具有补肾壮阳、敛肺定喘、润肠通便、乌须发等功效，常用于神疲、健忘、食欲不振、腰膝冷痛、耳鸣、尿频、遗精、阳痿、须发早白等症。

海马枸杞鸽子蛋汤

（春，补肾，养血）

肾阳虚的春季滋补品

　　海马因其头部似马，居于海中，故曰海马。海马最主要的功效是能温肾助阳，对于阳痿、早泄、腰酸、不育等症有很好的疗效。《本草纲目》中记载：海马能"暖水脏（即指温肾脏），壮阳道，消瘕块，治疗疮肿毒"。古代还有"海马赛人参"的说法。

　　我以前曾到吉林考察，记得有一天，我想着自己做晚餐简单解决一下饥饿问题。到了那儿的市场，我发现有一个很有趣的现象：这市场里不光卖鸡蛋、鸭蛋、鹌鹑蛋，还卖一种蛋——鸽子蛋。原来，当地的人在产后补身子时都会吃鸽子蛋，老人们说鸽子蛋有补虚的作用，能让人尽快恢复元气，正如《本草逢原》中所说："久患虚羸者，食之有益"。当地的孩子和老人们也都爱吃鸽子蛋，吃法也很多，比如炖煮鸽子蛋、酒酿鸽子蛋等。后来我翻阅资料发现，鸽子蛋不仅具有补肾益气、助阳提神、美颜润肤、健脾止泻的功效，对于小儿麻疹还有预防的作用。您说巧不巧，鸽子蛋也有着与海马相似的名称，叫作"动物人参"。

　　海马枸杞鸽子蛋汤对于肾阳虚之人特别温补。何谓肾阳虚之人？一到白天就容易出虚汗，四肢发凉，腰膝酸软，容易疲劳，或男子有阳痿、早泄，女子月经提前且量少色淡、子宫虚寒等症状，多数属于肾阳虚体质。对肾阳虚之人，在春天服用本煲汤能达到滋阴补阳、补肾通肠、养精活血的功效，故此推荐。

原料：海马2条，枸杞30克，鸽子蛋3枚打散备用（与打鸡蛋一样），生姜、精盐、紫菜适量。

做法：

1. 将海马洗净泡发，连同泡发的水一起倒入锅中，放入姜片，煮20分钟。

2. 加入枸杞，煮沸片刻。

3. 将打散的鸽子蛋倒入沸腾的锅中搅拌均匀，随即放入紫菜，即可关火，加盖焖5分钟。

4. 加入适量精盐调味，可依个人喜好勾芡。

用法：每周1次，晚餐后服用，连续5周为1个疗程。

适宜病症：自汗、肢冷、腰酸、不育、阳痿早泄、妇女月经量少色淡

适宜证型：肾阳虚

方解：

君：海马————————温补肾阳、化结消肿

臣：枸杞、鸽子蛋————助阳滋阴、美颜提神

使：精盐、生姜————清火开胃、调和诸味

功效：本品功在补益肾阳虚衰之证，对于肾阳虚之自汗、四肢逆冷、腰膝酸软、不孕不育、阳痿早泄、妇女月经量少色淡等，皆有很好的食补功效。

注意事项：食积胃热者、阴虚阳亢者、性欲旺盛者，以及孕妇不宜食用。

乌鸡虾仁香菇虫草人参煲

（春，滋补五脏，调养气血）

随着气温回暖，多数人都换上了轻薄的春装，还有人甚至穿上了漂亮的夏装。但是楼下正在上高中的小姑娘好像完全没有意识到天气的变化，校服里穿着厚厚的毛衣，一点嫌热的意思也没有。晚上遛弯的时候，我遇到了她的妈妈，随口问了一句，怎么你家孩子还穿得这么厚呀。她妈妈困惑地说："是啊，我也觉得孩子穿得太多了，可是我们家孩子从小就怕冷，这两年更严重了。冬天里什么时候都是手脚冰凉，穿多少衣服都不管用，还常常冻得拉肚子呢。"想起平时见到这小姑娘总是脸色苍白，身体也比同龄孩子瘦弱，我又问她妈妈，孩子是不是不喜欢运动，月经也不太好啊？她妈妈连连点头说："对啊，我们孩子从小就不爱动，吃得也少，动不动就说胃疼，还经常闹肚子。都16岁了，月经还不正常，经常拖后不说，每次量都特别少。"我说："这些症状呀，都说明这孩子可能存在气血不足。我告诉你一个食疗的方子，你给孩子吃吃看。主要原料是乌鸡，加上一些滋补气血的药物。每天早餐前喝一碗热热的鸡汤，晚餐前后汤肉各半再服用一碗。坚持1～2个星期，应该可以看出一定的效果。"

这个方子的主料乌鸡，滋阴补肝肾、调养气血；冬虫夏草滋肾益肺，以气阴双补见长；生晒参为人工种植的当年或两年参，具有滋阴养血补气但补而不过的特点；香菇味甘性平微凉，具有健脾益气和中的作用；鲜虾性寒凉，可缓解生晒参的峻补之过，更具有补肾滋阴助阳的作用。最难得的是这个煲汤不燥不热，具有较好的滋补五脏、调养气血功效，适用于五脏气血不足引起的畏寒怕冷、四肢不温以及腰膝酸软等症。对女性白带清稀、月经量少、胃寒、腹痛、腹泻等也有较好的食疗功效。

相传武则天最宠爱的小女儿太平公主从小就有一到冬天四肢发凉的症状，武则天最宠信的康御医说：公主这是先天肾气不足，导致体质呈现阳虚偏寒的结果，应当以补养肾气为法，食疗为主，循序渐进，以使日后精气神足。这御医便交代御膳房以乌鸡为主力，先后开了几种用乌鸡炖煮的家传秘方，让太平公主喝汤吃鸡，过了不久公主的气色渐渐红润有光泽，四肢自然不再发凉了。此后太平公主下嫁薛绍，为了能尽快让公主诞下子嗣，传宗接代，御医们除了让公主饮用滋补肝肾的汤药，继续服用乌鸡炖汤，如此食补药疗并进，公主在婚后几年间产下二子二女，婚姻美满。后来根据宫廷日志记载，那御医的家传秘方里总有虫草、人参等上等滋补之品。其实，乌鸡的功效历来有褒无贬，李时珍在《本草纲目》中就给予过很高评价，他提出乌骨鸡能补虚劳羸弱，治消渴，中恶，益产妇，治女人崩中带下虚损诸病。又有人分析道：乌鸡在五行中本应属肝木，又因其色黑属肾水，此乃拥有肝肾同补之效，女子以肝肾为先天，培补肝肾才能有利于女子在经带胎产等各方面的调和。

再来说说冬虫夏草吧。清代蒲松龄虽然到70岁才老来得志，但他的才学却是公认得好，在他年轻时，为了糊口，曾经做过私塾先生，他不仅只在文学方面有才，同时对医理也颇有见解，因此，乡里找他看过病的不少。他对虫草可是大力赞赏，曾作诗赞道："冬虫夏草名符实，变化生成一气通。一物竟能兼动植，世间物理信无穷"。冬虫夏草的功效是全世界公认的，药性平和，无需忌口，同人参相比，虫草不会使人燥热、上火，可谓有人参之益而无人参之害，虫草具有补精髓益肺肾的功效，还能抗癌、止咳、防衰老，为平补阴阳之品。

原料：乌鸡1只，鲜虾300克，香菇50克，冬虫夏草1.5克，生晒参10克，龙眼肉10克，鲜姜5片，枸杞18粒，葱末3克，精盐适量。

做法：

1. 乌鸡褪毛、去内脏后洗净，切成块，用开水汆烫后，捞出备用；鲜虾用开水汆一下，剥皮备用。

2. 香菇用 60℃的温开水浸泡 2 小时，洗净后备用。

3. 将乌鸡块放入锅内，加高汤或足量水，武火煮 30 分钟。

4. 将备好的鲜虾、香菇、生晒参、冬虫夏草、鲜姜片、枸杞、葱末放入锅内，烧开后改文火继续煮 60 分钟后，放入精盐适量调味即成。

用法： 早餐前温热服用纯汤一碗，晚餐前后汤肉各半服用一碗。7～10 天为 1 个疗程。

适宜病症： 畏寒、腹痛、胃寒、腹泻

适宜证型： 脾胃虚寒

方解：

君：乌鸡、冬虫夏草、人参——滋肾补肝、养血益气

臣：香菇、鲜姜——健脾温中、养心益气

　　龙眼肉——健脾养心、安神定志

　　鲜虾——滋阴助阳，并可缓和人参峻补之力

佐：枸杞——补肝肾、养血

使：葱末、精盐——调和诸味

功效： 本煲汤不燥不热，具有较好的滋补五脏、调养气血的功效，适用于五脏气血不足引起的畏寒怕冷、四肢不温、腰膝酸软、腹痛腹泻、女性白带清稀、月经量少等症。

注意事项： 大便秘结者不宜食用。

猪血菠菜汤

（春，养血，润肠）

有一位商界的朋友在我年轻时就与我相识了，我们如同拜把兄弟般亲近，我看他每天早出晚归，白天坐办公室里打电话、批文件，晚上陪客户应酬喝酒，收入很是不错。年轻时的我，很羡慕他，羡慕这样的生活。

有一次两家聚餐时，我很好奇地问了这位朋友："你每天精力充沛地工作，秘诀在哪儿？家庭、事业都照顾到了，而且身体也很健康，应该有什么特殊的保养方法吧？"一问才知道，这原因在其夫人身上。人人称羡的夫人是个全职的家庭主妇，但其实她为了照顾老公和孩子可是花了不少心思呢！为了迎合家人的口味，她去上烹饪班，据说他们家还有专门的一本菜单供老公、孩子点菜，就算孩子随便点个泰式柠檬鱼，她也能轻松上菜。为了让家人身体健康，她看健康报，读医学保健膳食书籍，闲暇时还去听中医学讲座，和她聊起天来，我认为她的学识并不输给专业人士。这次聊天，我和朋友的夫人谈到了脾胃的问题。她说在她的食谱中，关于菜色的调配，着重于调补脾胃，像是枣泥山药、糯米藕片等等，说了很多。其实这些正好顺应了中医学所讲的理论：脾主升清，胃主降浊，若胃之浊气不降，上犯头面则生口臭、痤疮，热蕴中焦则生便秘、痔疮；若脾气不升，则耳鸣、头昏、下血、泄泻。

在我们的日常生活中，如果能每天打一遍太极，那对调和阴阳大有益处。如果没空打太极，那就从饮食入手，让体内阴阳自己练太极，唯有使阴阳相交合，气血才会顺畅，脸色好了，人也精神。

便秘就是肠子不想蠕动了，粪便留在体内可不是好事，会产生毒素又重新作用于人体，最终会让人生病。由此可见排便的重要性！菠菜是凉的，能养血止血、调中润肠、平肝润燥，而猪血性温，功在祛瘀止血、养血明目、润肠通便，两相互补，共煮一道猪血菠菜汤则无性味偏颇，还共奏润肠通便、活血养血、润燥养颜、平肝明目的功效，对于年老体弱、肠胃蠕动功能低下、有习惯性便秘者最佳。另外，由于菠菜和猪血都有补血、补铁的功效，贫血的人或女性在经期，都可以适当食用本品。

有一次，一个19岁女孩子因月经不调，时而经量过多，出血时间过长；时而又两三个月才来一次月经且量少色淡，来找我看病。我当时看她脸色苍白、口唇无血色、十分消瘦，一问才知道，她是某知名大学的外语系高才生，平常课业很重。她说将来的愿望是当国家领导人的翻译。我说："闺女呀，你的愿望是很棒的，但身体这么虚弱，身材这么矮小，怎么扛得下翻译员这样劳心费神的工作呢？"为了实现梦想，她在我这里开汤药调理了几次。另外我还建议她多煲汤喝，喝骨头汤既能补肾还能长个儿，喝点猪血菠菜汤补补血、养养神。结果不到俩月，认真遵循医嘱的她，看着气色红润，整个人圆乎乎的，月经也正常了，个子也长高了不少。她说："唐叔叔，我申请过些时候要到香港大学去进修我的专业啦！多亏了您的方子，还有那些食疗方法，我才能有精力向梦想迈进。"我看到满脸洋溢着喜悦的她，心情无比欣慰。

原料：猪血200克，菠菜250克，水500毫升，调料适量。

做法：

1. 猪血洗净切成块，菠菜洗净切成短节。

2. 水烧开后放入猪血和适量油、盐，再烧开后放入菠菜煮熟，加入调料即可。

用法：配餐食用。

适宜病症：痤疮、痔疮、便秘

适宜证型： *脾虚肝郁*

方解：

君：猪血————养血祛瘀、润肠通便

臣：菠菜————养血润燥、调中润肠

功效： 祛瘀止血，润肠通便，养血，调中润肠，平肝润燥。

【猪血】味甘苦，性微温。有祛瘀止血、养血明目、润肠通便之功效。治头风眩晕，腹胀便秘，崩漏血晕。

【菠菜】味甘，性凉，入大肠、胃经。具有养血止血、调中润肠、平肝润燥的功效。主治头痛眩晕、夜盲症、便秘、痔疮、消化不良、跌打损伤、衄血、便血等症。

注意事项： 习惯性腹泻者勿食。

枸杞玫瑰花海蜇皮粳米粥
（春，疏肝健脾，滋阴）

清明

谷雨

养在二十四节气

我在老家的时候，奶奶她老人家总说："谷雨阴沉沉，立夏雨淋淋"。春季谷雨时节，气温回升较快，阴雨绵绵，服用枸杞玫瑰花海蜇皮粳米粥，本着疏肝理气、清热滋阴之功，能起到治疗肝郁不舒、肝阳上亢之效，能使因肝气过旺所引起的胸胁痞满、干咳少痰、头晕目眩、乳房胀痛、烦躁易怒、失眠多梦、妇女白带过多、大便秘结等症状得以改善。农作物皆得雨而生，我们人体当然也要顺应天地变化之道。肝气偏旺，经常发火闹脾气的人，不妨让自己在春天的时候，除了锻炼身体，多散步、郊游、打球等等，还要在饮食上有改变。由此我便创制了这道让人体肝气舒畅，既降火又养阴的枸杞玫瑰花海蜇皮粳米粥。

某年4月的一天，有一位很有朝气的妇女因失眠、易怒、胁痛、便秘等困扰前来就诊。一聊才知道，她是一个电视节目的制片人，想来是因为工作的压力造成这些症状的出现。可这位患者却说并非如此，工作压力是很大，但更大的压力却来自于孩子的中考。为了让这位母亲能专心工作，照顾身体，还要兼顾孩子的学习以及健康，我没有开太多的汤药，而是让这位母亲带走一个食疗方子，将洗净后的10克枸杞、10克玫瑰花、60克海蜇皮加水煮沸15分钟后，加入100克粳米共同熬煮成粥，再用精盐调味即可。我交代说母女两人最好一起服用，一方面可以滋阴降火、疏肝理气，同时还能舒缓孩子的中考压力。6月底的一天，这位母亲带着孩子一起来看诊，告诉我上次给她们出的方子很有效，这次来是因为中考刚结束，孩子高兴地说自我感觉很好，母亲更是一扫脸上灰暗的气色，想要更进一步进行调理。

　　女性之先天乃为肝肾，古代的美女对于美容保养不外乎调和气血，养肾疏肝。女性的月事关乎女性的一生，而月事的调与不调，重点在肝气疏与不疏。像武则天、慈禧太后这样日理万机的女性，朝上要掌管的国事太多，过于繁重，脾气急躁易怒是毋庸置疑的，这问题就出在肝气是否舒畅！听闻她最爱的饮品之一是玫瑰露，最常用的面膜是玫瑰花瓣。其实，玫瑰花送女人是有深深的医学含义的，不单是表示爱慕，更重要的实用价值是：玫瑰花有行气和血之功效，不仅能疏肝理气，还能养血和血，从而达到养颜美容的功效。

　　海蜇又名水母，长得像顶圆伞，又像颗蘑菇，其形如伞帽的那部分就是我们常常在吃的海蜇皮。水母善用其触角来蜇伤敌人，排除异己。海蜇有清热化痰、消积化滞、润肠通便等功效，可用于治疗阴虚肺燥、咳嗽咯痰、腹胀便秘等症状。我国南方沿海一带年年出产大量海蜇，当中以闽、浙所产海蜇最为有名。我国食用海蜇的历史十分久远，相传晋代就有食用海蜇的记载，唐朝温州诗人李柔有首诗这样写道："潦鱼为银羹，水母为玉脍"。可见在当时人们的生活里，海蜇早已成为一道必不可少的佳肴。另外，海蜇更是宫廷御膳必备之品，乾隆皇帝在一次微服出巡时吃了一次海蜇，这海蜇便从此成为宫廷食谱中的一道菜了。

　　我的一点点题外话：现在这个年代，孩子考试，最紧张的是父母们。我的孩子面临大考时，我和太太为了让孩子不要留有任何遗憾，决定由孩子自己来选择学校、自己制定复习表，因此，没有感到压力重到疾病会发生的地步。愿与各位父母共勉之。

原料： 枸杞10克，玫瑰花10克，海蜇皮60克，粳米100克，适量精盐。

做法：

1. 枸杞、玫瑰花、海蜇皮洗净，置于锅中，加足量凉白开水，煮沸15分钟后，加入糯米。

2. 武火煮沸5分钟后，改用文火熬煮30分钟。

3. 待粥温度下降至60℃左右，加入适量精盐，和匀即成。

用法： 早晚餐前温热服用各1碗，7天为1个疗程。

适宜病症： 胁胀、目赤、咳嗽咯痰、乳房胀痛、烦躁、多梦、便秘

适宜证型： 肝郁不舒

方解：

君：玫瑰花——通窍理脾、疏肝理气

臣：枸杞——滋阴补肾、养肝明目

佐：海蜇皮——清热化痰、润肺滋阴

使：粳米——健脾益气、调和诸味

功效： 本方适用于肝郁不舒引起的胸胁痞满、干咳少痰、头晕目眩、乳房胀痛、烦躁易怒、失眠多梦、妇女白带过多、大便秘结等症。

【枸杞】俗称"仙果"，性甘，味平，入肝、肾经，是居家烹调的必备之品。有补肾益精、养肝明目、补血安神、生津止渴、润肺止咳的功效，还可提高机体免疫力，降低血压、血脂和血糖。由于枸杞温热身体效果明显，所以正在感冒发热、有炎症、腹泻的人最好别吃。枸杞还有兴奋性神经的作用，性欲亢进者

不宜服用。另外，枸杞子虽有降糖作用但其含糖量较高，所以糖尿病患者要慎用，不宜过量食用。

【玫瑰花】性温，味甘，微苦，入肝、肺经。芳香通窍、理气解郁、活血化瘀、醒脾安神。主治肝胃气痛，新久风痹，吐血咳血，月经不调，赤白带下，痢疾，乳痈等。具有活血祛瘀、调经止痛、疏肝利胆、解郁的作用。玫瑰花性温，内热炽盛者慎用本品。

【海蜇皮】味甘、咸，性平。具有清热化痰、消积、润肠、降血压的作用，对气管炎、哮喘、高血压、胃溃疡等症均有疗效。脾胃寒弱者勿单独食用本品。

注意事项：适合谷雨前后服用。

香脆核桃（胡桃）仁
（春，止咳润燥，通便）

轻身益气养颜的
零食佳品——核
桃仁

　　几年前我和家人去探望因中风偏瘫在床的陈大爷，他的儿媳妇在他中风之后就辞掉了工作，全心全意在家照顾他，儿媳妇见到别人总在说五谷杂粮、综合果汁什么的对身体很好。她跟我们骄傲地谈到喝粥饮综合汁有多么棒，并特别强调："应该是有在粥里加入核桃一起熬的缘故，老爷子的记性一天比一天好。"

　　其实民间对于吃核桃一直很推崇，因为核桃看起来长得就像人的大脑。从中医学取类比象、以脏补脏的角度看，此物显然有助于补脑益智。核桃又称为"长寿果"，作为世界四大干果之一，核桃的足迹遍布世界各地，西方人称之为"富含营养的坚果""益智果"等。

　　几千年前，《神农本草经》就已将核桃列为久服能轻身益气、延年益寿的上品，历来各位医家都认为核桃是食疗、药补的佳品，具有养气补血、补肾填精、镇咳平喘、润燥通便的良好功效，适用于神经衰弱、高血压、冠心病、肺气肿、胃痛等病症。

很多人爱吃的琥珀核桃仁其实是一道非常好的零食，除了上火、腹泻的人不宜吃之外，对老人、孩子和孕妇都特别合适。值得一提的是，核桃还能"养容颜、抗衰老、乌须发"。

香脆核桃仁用甜面酱调味，具有开胃助食的功效，加上温中止呕的生姜末，润肺生津的白糖，又用上能调补脾胃、降压降脂的"长生油"——花生油，虽然就这么一个小零食，也能达到止咳润燥、润肠通便、养颜美肤之功效。在此多说一句：当您感到疲劳时，嚼些核桃仁，还有缓解疲劳的作用。

原料：核桃仁（或胡桃仁）750克，甜面酱120克，面碱、鲜姜末各适量，白糖130克，熟花生油1000毫升。

做法：

1. 将核桃仁放入开水中，加少许面碱，浸泡30分钟，捞出去皮。

2. 锅置于火上倒入花生油烧热，下核桃仁，用小火炸至金黄色，捞出沥去油。

3. 原锅留少许底油，上火加热后放入白糖，糖溶化后放入甜面酱和姜末，再倒入适量白开水，搅匀后加入核桃仁翻炒几下，将锅离火，晾凉后浇上适量熟花生油，待卤汁收缩，裹住核桃仁即成。

用法：随时服用，随时补充。

适宜病症：咽干、咳嗽、便秘、皮肤干燥

适宜证型：肺脾虚寒

方解：

君：核（胡）桃仁——温肺润肠、健脑乌发

臣：鲜姜、花生油——健脾温中、调和诸味

佐：白糖————————养阴生津、润肺止咳

使：甜面酱————————开胃助食

功效：具有止咳润燥、通便之功效，适用于虚寒咳嗽、肠燥便秘者。想美容的妇女及老年皮肤干燥者亦可常食。

【核桃仁】味甘，性温，入肺、肾经。主要功用是补肾固精、温肺定喘、润肠通便、安胎。适用于肾虚喘嗽、腰痛、阳痿、遗精、小便频数、石淋、大便燥结等症。核桃仁含油脂多，腹胀及感冒者忌食。

【甜面酱】滋味鲜美，可以丰富营养、增加菜肴可食性，且具有开胃助食的功效。

【鲜姜末】功能发汗解表、温中止呕、杀菌，作为调料还能去除腥味，让菜肴更加香味四溢。

【白糖】养阴生津，润肺止咳，对肺燥咳嗽、干咳无痰、咯痰带血都有很好的辅助治疗作用。

【花生油】人称"养生第一油"，功能为调和脾胃、补血止血、降压降脂，可预防肿瘤类疾病，也可降低血小板聚集、防治动脉硬化及心脑血管疾病，是中老年人理想的食用油脂之一。

注意事项：脾虚泄泻、易上火者不适合服用。

九香虫香椿西红柿蛋汤

（春，滋阴补肾，扶正壮阳）

　　我曾听四川当地的朋友向我讲述过一个传说。相传三国鼎立时期，战争连年，到处是兵荒马乱，百姓们民不聊生，士兵们也都营养不良。当时，正好有一个队伍的士兵来到了贵州赤叶河附近，但不知是什么原因，每个士兵都有气无力，因腹痛剧烈而哀号声连连。当地的村民见到此状，便带领他们到了赤叶河边，翻开河边的卵石后，看到了一窝窝如胡豆似的虫子，村民告诉士兵们，这种虫叫臭屁虫，只要逮住这种虫，将其放入温水盆里，趁这些虫子挣扎之余，使其将体内臭屁放尽，然后把虫烤熟吃便可解决大家腹痛的问题。

　　让人意想不到的是，这一吃，士兵们精神也好了，腹痛也没了，臭屁虫的功效也在各地渐渐传开。后来，大家觉得臭屁虫是对人这么有益的食物，也就给它取了个好听的名字，即"九香虫"。

　　现今在云南、四川、贵州、江浙等地皆有"香酥九香虫"这道名菜，大人、小孩都爱吃，尤其是那些喝酒的，买上一碟，细嚼缓咽，浅斟慢酌，别有滋味。

　　我查了一下九香虫的来历，发现很多中药学家都对其称赞有加。如《本草新编》就记载道："九香虫，虫中之至佳者，入丸散中，以扶衰弱最宜。但不宜入于汤剂，以其性滑，恐动大便耳。九香虫亦兴阳之物，然非人参。白术、巴戟天、肉苁蓉、破故纸之类，亦未见其大效也。"如此，九香虫便也成为我开汤药思路中一个扶正壮阳温肾的要药了。

九香虫又名瓜黑蝽，正如四川名产"香椿菜"一样，其名字中带有一"春"字。香椿是祛风、散寒、止痛之品，将九香虫与香椿配伍，是春天的最佳养生伍药对，有祛风散寒、温肾壮阳的功效。我建议将九香虫及香椿加入西红柿鸡蛋汤中食用，原因在于其成品味道甘甜鲜美，且能达到健脾和胃、温肾助阳、滋阴清热之效，最适合于脾胃不和、肝肾亏虚的人。

原料：九香虫30克，香椿100克，西红柿2个，柴鸡蛋1枚。

做法：

1. 先将30克九香虫炒熟，西红柿切碎后备用，然后将九香虫和香椿放入滚水中炖煮1小时。

2. 之后放入西红柿一起再煮1小时。打入蛋花，加点盐稍稍调味即成。

用法：每周1～2次，随餐食用。

功效：本品功能健脾和胃、温肾助阳、滋阴清热，适用于胃脘胀痛、食欲不振、肾虚阳痿、腰膝酸软等症。

【九香虫】又名"瓜黑蝽""打屁虫"，味咸，性温，入肝、肾经。主产于云南、四川、贵州、广西等地，以个头均匀、棕褐色、油性大、无虫蛀者为佳。功能理气止痛，温中助阳。主治因膈脘滞气，脾肾亏损，元阳不足造成的胃寒胀痛、肝胃气痛、肾虚阳痿、腰膝酸痛等症。

【香椿】主产于四川。《四川中药志》：香椿性温，味辛苦，无毒，入肝、肺经。功效是祛风，散寒，止痛。主治风寒外感、胸腹痛、风湿关节疼痛、痔疮、疝气。

【西红柿】味甘酸，性微寒，入脾胃、肝、肾经。功能生津止渴，健胃消食。用于治疗口渴，食欲不振。

【柴鸡蛋】味甘、性平，入脾、胃经，功效有补肺养血、滋阴润燥、清热利咽、健脑益智，用于气血不足、热病烦渴、咽痛声嘶，胎动不安等。外敷有清热解毒、抑酸止血、固涩收敛之效，用于治烫伤、烧伤、流行性腮腺炎等症。

旱莲草红枣汤

（春，补益肝肾，养心安神）

　　有一次我们全家到外地度假，那是一个黄昏，我看到一位年约六十上下在吆喝着卖菜的大婶，精神极佳，吆喝声也很响亮，一边卖菜，一边吃着枣子。我太太想买点菜回去煮，便走了过去。和卖菜的大婶聊了几句，我们才知道，原来她今年已七十有二了。这让我和太太都十分好奇这位大婶的养颜秘方。大婶说，其实也没有特别的，就是她家栽了棵枣树，年年结果，闲来无事她也卖卖枣子，或者直接当零食这么吃，渴了腻了就喝点茶。我仔细看了看大婶喝的茶，她告诉我说这是她卖的菜叶熬的水，喝了这种茶，不仅能治疗腰酸腿疼，还可以用来止血。大婶卖的这种菜实在让我很好奇，好像以前下乡时也有听说过这东西。

　　回到家后，我立刻查了一下相关资料，原来"那个菜"叫作"醴肠"，就是我们俗称的旱莲草。由于它有养肝益肾、凉血止血的功效，所以对于肝肾不足的腰膝酸软有很好的治疗功效，妇科一个很有名的方子——二至丸，便使用了旱莲草、女贞子二味药以补肾滋阴、养肝明目。

　　另外，旱莲草对于各种出血证也有很好的止血效果，农民割稻时被划伤了也用其止血，人称"稻劫草"，又由于其枝叶摩擦之后会流出黑色汁液，故又名"墨旱莲"。黑色入肾，血藏于肝，旱莲草对肝肾不足者实为一味要药。另外，别忽视了大婶的零食——红枣。红枣色红入心，枣属土，治疗脾胃虚弱诸症，古有"一日仨枣，健康不老"之说。大枣能补中益气、养血安神，像桂枝汤、甘麦大枣汤等很多中药名方都有用到。医圣仲景更是爱用其调和全方药性，补益中气，从而达到宁神补五脏的功效。

　　旱莲草和大枣历来就是美容圣品，旱莲草色黑入肝肾，能乌须发、生新发、固齿；而红枣补土宁心，能滋气血、润容颜。看到这位大婶的小零食、小饮料，再看看人家黑发浓密、神清气爽，您也赶紧来喝喝旱莲草红枣汤吧，连冰糖都不需要加，甜甜的，很好喝呢！

原料： 鲜旱莲草50克，红枣8～10枚。

做法： 每次用以上两味，加清水2碗，煮至1碗，去渣饮汤。

用法： 每日饮3次，每次100～200毫升。

功效： 生发黑发、益气安神、补益肝肾。适用于肝肾亏虚者常服。

【旱莲草】 性味甘、酸、寒，入肝、肾经。功能养肝益肾、凉血止血、乌须黑发、生长毛发，对肝肾阴虚所致的头昏目眩、牙齿松动、须发早白、腰背酸痛、下肢萎软诸症以及血热所致的多种出血证有良好疗效。

【红枣】 味甘性温，入脾、胃经。功能补中益气、养血宁神、缓和药性。

丹参桃仁蜂蜜饮
（春，活血化瘀，润肠通便）

追求养生与美丽，重在气血调和没有瘀

　　现代女性追求美丽窈窕，男性追求体力强盛，老人孩子关注身体健康不得病。每个人的这些愿望如何实现，重点在于气血阴阳的调和与否。为何脸上总有痘痘或雀斑，为何该瘦的地方不瘦，为何精力不如儿时旺盛，这样那样的问题归根究底在于饮食与锻炼到底达不达标。治病的最高境界在于"未病先防"，也就是我们通常所说的"治未病原则"。

通便之于养生，犹如面膜之于养颜那样重要！众所周知，便秘时吃点香蕉、喝点蜂蜜皆有助于顺肠通便。其实，能润肠通便的食物还有桃仁、无花果、番薯、松子等，可为什么有的人食用就有效，有的人食用后还是大便不通呢？我认为原因有二：第一，吃的量不够；第二，没有经过正确的辨证。大便不通会让毒素不断堆积于体内，毒素渐渐堆积便会成为有形之实邪，中医学称之为"瘀"。瘀滞若行于血脉之中，就会造成血栓堵塞血管；瘀若渐渐增大，或行走于血脉之中，便容易造成冠心病、心绞痛，甚至心肌梗死等危重病症，因此，通大便是非常重要的身体健康指标。

在《本草汇言》中是这么描述丹参的：丹参，善治血分，补血生血，去滞生新，调血敛血，调经顺脉之药也。主吐衄、淋溺、崩血、腹胀、脚膝痹痿之证。故《明理论》有丹参一物功同四物之说，并说"妇人诸病，不论胎前产后，皆可常用"。当丹参遇上桃仁能够活血祛瘀，润肠通便，加上蜂蜜调补脾胃，共奏缓急止痛、润肺止咳、润肠通便、生肌解毒之功。我所创制的丹参桃仁蜂蜜饮对大便秘结、气滞血瘀诸症尤为合适。

相传三国里的袁术就是蜂蜜饮的爱好者，就连称帝后遭遇众人围攻惨败，北上投奔袁绍时，他仍念念不忘蜂蜜的滋味，叹息道"我袁术终究也落得这粮食尽绝的田地了"，之后便因肝郁气滞，血瘀破血逆行而呕血含恨死去。这真是可惜了一代枭雄！所以，血脉不通畅的人啊，我在此要特别向您强调通大便、解气滞、逐血瘀的重要性，别因一时的大意，让您的身体处于冠心病、心肌梗死一类疾病的"危险"之中。

原料： 丹参 30 克，桃仁 10 克，蜂蜜 20 克。

做法： 将丹参、桃仁洗净，放入砂锅加水 1200 毫升，旺火煮沸，改用文火煎至 500 毫升，去渣留汁，加入蜂蜜调匀即可。

用法：早晚各服 1 杯。

功效：对气滞血瘀型冠心病、心绞痛、心肌梗死缓解期患者尤为适宜。

【丹参】味苦、微辛，性微寒，入心、脾、肝、肾经。功能活血祛瘀，养血安神，凉血消肿。主治瘀血疼痛，积聚，痛经经闭，关节痹痛，跌打瘀肿，心烦心悸，疮疡肿毒等。

【桃仁】性甘平、味苦，入肺、肝、大肠经。功能活血祛瘀，润肠通便。用于经闭，痛经，癥瘕痞块，跌扑损伤，肠燥便秘。

【蜂蜜】味甘，性平，入脾、胃、肺、大肠经。功能调补脾胃，缓急止痛，润肺止咳，润肠通便，润肤生肌，解毒。主治脘腹虚痛，肺燥咳嗽，肠燥便秘，目赤，口疮，溃疡不敛，风疹瘙痒，水火烫伤，手足皲裂。

海参蚕豆羹
（春，健脾益气，止血）

从日常食疗开始，关爱自己，是女人的一项重要工作

　　现代女性比以前辛苦多了，相对的，压力也更大，对于任何一位女性来说，身体和精力是最大的本钱，保持月经顺畅更尤其重要。青少年时期，由于课业压力，少女们常常有月经不调的情况；青壮年时期，由于家庭及工作负担，女性们也常有月经不畅的情形；到了中老年，又有更年期的烦恼，月经也不调。"崩漏"是最糟糕的月经情况，也是最恼人的。所谓月经非时而至，或出血不止是为"崩"，或点滴不净是为"漏"，西医学又称之为"功能性子宫出血"。为了咱们自己的身体好，也为了免去生病时的烦恼，我推荐女性们适当食用海参、蚕豆一类的补血养血之品，药补不如食补，从日常食疗开始关爱自己，是女性保持健康活力、养颜美体的一项重要工作。

海参，因"海洋中的人参"而得名。作为海洋八珍之首，海参拥有近乎完美的营养学结构，以及超强的再生能力，是众多补药中的顶级食材与药材。对于老人而言，它能延缓衰老；对男人而言，它能壮阳益精；对于女性而言，它能补血调经，美容丰胸；对于孩子来讲，它能健脑益智。

相传在古代，我国蓬莱仙岛中住着许多仙人，那里终年烟雾缭绕，生长有各种奇花异草，仿如仙境一般，后来学者经研究后发现，所谓的"仙人"，也许指的是在那里的长寿老人。蓬莱现今位于山东岱山，是许多文人墨客漫游唱咏之处，可仙境的称谓还要从人们的饮食说起。人们都说"宁可吃海里游的，也不吃陆上爬的"。其实，我国从很久以前就非常重视海鲜的营养价值了，早在三国时代便有记载，海参是众补之首，功用是"补肾经，益精髓，消痰涎，摄小便，壮阳，生百脉"（出自《本草纲目拾遗》），历来被视为珍贵的滋补品，是各类慢性疾病、孕产妇、手术后恢复元气的最佳食疗补品，还能抗衰老及防癌。

作为一道补气养血、温中止血的菜品，海参蚕豆羹做法简单，功用却很大，适当服用本品，有健脾益气止血之功效。蚕豆，是张骞出使西域时带回来的珍品，是一种营养非常丰富的豆类植物，具有补中益气、健脾利湿、止血降压、涩精止带等功用。若是对蚕豆过敏，也可将蚕豆换成黑豆、莲藕、芡实等涩精止血养血之品。

原料：水发海参30克，蚕豆100克，鱼片、糖、醋各适量。

做法：

1. 先将蚕豆泡胀去皮，海参切丝。

2. 把蚕豆、海参、鱼片放入锅中，加水共煮至烂熟，加糖、醋各少许调匀即可。

用法：每日1次，连服5日为1个疗程。

功效：此羹具有健脾益气止血的功效，适用于子宫功能性出血量多者食用。

【海参】味甘咸、性温，入心、肾、脾、肺经。具有滋阴补肾、壮阳益精、滋阴润肠、养心润燥、补血等作用。用于治疗精血亏损、虚弱劳怯、阳痿、梦遗、小便频数、肠燥便艰等症。

【蚕豆】味甘，性平，入脾、胃经。补中益气，健脾利湿，止血降压，涩精止带。主治中气不足、倦怠少食、高血压、各种出血、水肿、妇女带下等病症。过敏者勿食。

杞子萸肉粥

（春，补养肝肾，养血明目）

枸杞俗称"黄金肝果子"，《本草纲目》中记载："枸杞，补肾生精，养肝，明目，坚精骨，去疲劳，易颜色，明目安神，令人长寿"，大家对枸杞最熟悉的功效就在于其能够养肝明目，并可长期食用。将枸杞加入茶水、粥饭、羹汤、菜肴里，无滋腻、上火的坏处。人手一杯枸杞水虽然是一件平常事，但如何配伍能更好地发挥枸杞的药性呢？我想到了山茱萸，不仅能加强养肝肾的功效，还能将枸杞养肝明目的功效用到极致。

著名诗人王维在诗中写道："独在异乡为异客，每逢佳节倍思亲。遥知兄弟登高处，遍插茱萸少一人。"我们都知道，古人总会在重阳节时，头插茱萸、登高处、思亲人，其原因在于山茱萸成熟于秋末冬初之时，大约就在农历九九重阳那段时间。由于山茱萸成熟于寒露之后，而古代把"露"作为天气转凉变冷的表征，在这节气由热转凉之际，为了能使身体尽快适应气候转变，人们聪明地使用了山茱萸来"避邪消灾"。

山萸肉乃为山茱萸的干燥成熟果肉，入肝、肾经，能养肝补肾，是用于治疗肝肾阴亏所致头晕耳鸣、遗精滑泄、自汗盗汗、月经及带下过多的要药。著名医家张锡纯先生便是使用山萸肉之能手，他认为山茱萸最得肝木之气，其补益的力量平和，壮阳而不助火，滋阴而不碍腻，收敛而不留邪，是治疗脱证时能固脱并大补阴液之品。

做杞子萸肉粥，只需将山萸肉洗净去核，同枸杞子、糯米同煮成稀粥即成，在日常生活中可随意食用。大多数人都知道枸杞养肝明目、山萸肉补肾固脱，其实它们还有美容养颜的功效。肝藏血而肾藏精，传统中医学认为血和则阴血脱失之证乃可自愈，精藏则精壮、神强、益寿。假若精血都调畅于脏腑之中，何来痘痘、瘢痕、色素沉着等等丑恶之物呢？

原料： 枸杞子、山萸肉各 15 克，糯米 100 克，白糖适量。

做法： 将山萸肉洗净去核，与枸杞子、糯米同煮成稀粥。

用法： 随意食用。

功效： 补养肝肾，养血明目。治疗肝肾亏虚之老年性白内障。

【山萸肉】味酸涩，性微温，入肝、肾经。具有补肝肾、涩精气、固虚脱之功效。适用于贫血、头晕耳鸣、遗精滑泄、腰膝酸软、小便频数、虚汗不止、月经过多、带下过多等症。内热火旺、小便不利者忌用。

【枸杞】味甘，性平，入肝经。有补肾滋阴、养肝明目等功效。适用于腰膝酸软、头晕目眩、两眼昏花等症。

桂花杏仁葛粉羹
（春，温肺散寒）

桂，百药之长也

桂花自古以来就象征着"崇高""吉祥"，古有"桂，百药之长也"之说，古人总将桂花酒用于祭祀之用，对待长辈也都敬用桂花酒，因为古人认为喝桂花酒能延年益寿。实际上，由于桂花有散寒化瘀、暖胃止痛的作用，对于一些慢性疾病有良好的调整作用，能够养颜美容，清心安神，疏肝解郁，确实是养生佳品。

我国使用葛根的历史悠久，早在秦朝之前，人们就已经开始利用葛藤制麻织布，并利用葛根做出各种菜肴，战时还能充当食物止饥止渴。当日本人派遣唐使来到中国学习时，便认识到葛根之妙，现今，在日本，葛根粉被称为"长寿粉"，并将葛根粉作为"皇室特供食品"。现代医学研究也证实葛根主要能很好地改善人体体质、提高抗病能力，常食葛根能抗衰老，丰胸养颜，健脑益智。

中医学认为，葛根最大的功效在于其能清热生肌，生津止渴。医圣张仲景便使用葛根汤来治疗感冒时出现的颈肩背僵硬酸疼、恶寒无汗的症状，由于葛根可以治疗颈、肩、背酸疼，葛根对预防颈椎病和心血管疾病也有很好的疗效。对于爱喝酒的人，葛根茶还有解酒醉的功效。

在葛粉羹中放点桂花糖的创意来源于人们平时喝菊花茶加冰糖的习惯。当葛根遇上了桂花糖，不仅甘甜润口，且气味芬芳，还有退热生津、解肌发表的功效，因为春季肝火旺，人很容易出现口渴、心烦、口疮的困扰，不妨来点桂花葛粉羹，喝完不仅能美肌养颜，还能使心情舒畅。

原料： 桂花糖 5 克，杏仁 5 克，葛根 50 克。

做法： 先用凉开水适量调葛粉和杏仁粉，再用沸水冲化葛粉和杏仁粉，使之成晶莹透明状。加入桂花糖 1 勺调匀即成。

用法： 每日 1 次，随意服用。

功效： 此羹甘甜润口，气味芬芳。具有退热生津、解肌发表的功效，适用于发热、口渴、心烦、口舌溃疡等病症，还能用于解酒。

【桂花】味辛，性温，入肺、大肠经。功能温中散寒、暖胃止痛、化痰散瘀。主治痰饮喘咳、肠风血痢、牙痛、口臭、胸闷、眩晕心悸等症。

【葛根】味甘辛，性平，入脾胃、肺、膀胱经。有升阳解肌、透疹止泻、除烦止渴、解酒之功效。用于治疗伤寒、温热头痛项强、烦热消渴、泄泻、痢疾、癍疹不透、高血压、心绞痛、耳聋等症。

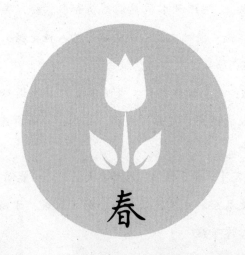

第三话

◆夏季饮食养生法◆

《素问·四气调神大论》说："夏三月，此谓蕃秀，天地气交，万物华实。"一年四季中，夏季是一年里阳气最盛的季节，气候炎热而生机旺盛，对于人体来说，此时是新陈代谢旺盛的时期，也是让机体能量、体液消耗最快的时候，正所谓"夏属火，其性热，通于心，主长养，暑邪当令"。心通于夏气，是说心与小肠在夏季最为旺盛，功能最强，所以在夏季养生要注重对心脏的特别养护。

在功能方面，心主血脉、主神志、主津液，而小肠主分清泌浊，把水液归于膀胱，糟粕送入大肠，精华上输于脾。因此夏季的养护还涉及阴血、津液、水液、汗液，关系到肾和膀胱、脾和胃肠。

还需谈到的是，《黄帝内经·素问》里指出的"春夏养阳"，也就是说，即使是在炎热的夏天，仍然要注意保护体内的阳气。

夏季由于天气的特点要特别注意消化道疾病，如腹泻、痢疾、消化不良、食欲不振、胃肠炎、中暑和情志病的发生。

因此，对应孟夏的微风热风，仲夏的梅雨潮湿，季夏的闷热潮湿，宜进清淡平和、甘凉生津、清热利湿的食物，以达到祛暑、祛湿、养心、健脾、开胃的目的。就五味而言，夏季应适当多吃些苦味、咸味的食物，甘润、酸味亦可适当食用，但要减少吃甜味、黏腻、辛辣之品。因为苦能泻火、除湿、健脾，如苦瓜、莴笋；咸能生津、开胃，如咸菜；甘润健脾，如粥；酸味敛汗，如西红柿、草莓。而过食甜味、黏腻会容易生痰生湿，且能助长湿热之邪留滞体内；辛辣之品则容易导致邪热化火。

孟夏饮食养生方案一览表

孟夏节气	立夏	小满
饮食处方标准	春夏交替之时，适合吃荞麦、莜麦、茄子、西兰花等食物，晚饭可饮少量红酒或适量鲫鱼汤，帮助气血通畅	宜食清淡平和、清热祛湿、甘润养阴之品，以健脾开胃为主。在适当进食蛋白类食物及蔬果之外，可饮用绿豆汤、酸梅汤以及绿茶，以防体内积热
饮食处方禁忌	不宜进食羊肉、狗肉及花椒、辣椒等辛热之品，否则会邪热化火，诱发疮疖、痈肿等病	少食厚味、腥腻之品，以免生湿助热，如动物脂肪、海产等

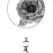

立夏

5月5日或6日

立夏表示即将告别春天，是夏日天的开始。

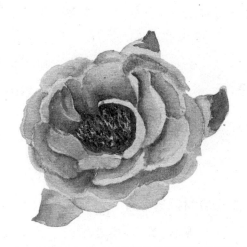

小满

5月20日－22日

全国北方地区麦类等夏熟作物籽粒已开始饱满，但还没有成熟，约相当乳熟后期，所以叫小满。

整个孟夏的气温开始升高、雨量明显增多，病因为风热、风湿的疾病便逐渐增加。

总体来说，孟夏发病的病因病机有以下四点。

（1）外感风热导致的发热、神疲、咳嗽、咯痰乃为初夏的常见疾病。

（2）因湿邪或热盛碍于脾胃，导致脾胃虚弱，容易出现食欲不振、消化不良等症状。

（3）夏为心主，热扰心神，困厄脾胃，则心烦易怒、口咽干燥、消谷善饥、失眠、便秘；或素体虚弱，则热伤津液，甚则脱水。

（4）当心火亢于上，则肾水困于下，心神不相交，容易导致心阴不足，肾阳虚衰，连带中焦脾阳运化失职，寒从内生，可见四肢冰冷、腰酸乏力。

立夏

小满

孟夏时节食材挑选举例

五谷：小麦、荞麦、莜麦、绿豆、高粱、小米、糙米

蔬菜：菜花、西兰花、油菜、矮瓜、冬瓜、洋白菜

鱼、肉类：鲤鱼、排骨、鸡肉、鸭肉

水果：鲜龙眼、无花果、杨桃

坚果：松子、花生、胡桃

调味品：玫瑰酱、白胡椒粉、蜂蜜、葱、姜、蒜

饮食禁忌：牛羊肉、狗肉、驴肉、黑鱼

养生关键词：龙眼

龙眼：别名益智、桂圆、蜜脾。性平，味甘，入心、肝、脾、肾经。益心脾，补气血，安神志。对虚劳羸弱、心悸怔忡、失眠健忘、脾虚腹泻、产后浮肿、精神不振、自汗盗汗有治疗作用。

食疗作用：益气补血，增强记忆，安神定志，养血安胎，抗菌，抑制癌细胞及降脂护心，延缓衰老等作用。

注意事项：因龙眼肉甘甜滋润，故内有痰火及湿滞停饮者慎用。热性体

质、阴虚火旺、糖尿病、痈疽疔疮、月经过多以及尿道炎、盆腔炎等各种炎症、舌苔厚腻者忌食。小儿及青少年均不宜多食。

荷叶鸡蛋粥
（夏，补肾）

养肾于下，分清阴阳

曾经有多位患者在就诊的时候，都说自己夏天时手脚总是凉的，一到冬天不仅手脚冷，还特别怕冷，总要比别人穿得多。另外还经常感到腰酸疼，劳累后加重。并且，有以上症状的很多人睡眠都不好，多梦。一些女性患者伴有月经不调，有的男性患者自我感觉性功能有所下降。

其实这就是肾虚的表现。肾虚主要分肾阴虚和肾阳虚，肾阴虚以"寒"为特点，而肾阳虚以"热"为特点。无论是肾阴虚还是肾阳虚，都会导致人体的免疫力低下。肾虚除了影响机体外，对人的精神意志也是有影响的，一般表现为信心不足，缺乏工作激情，生活没有目标和方向。人们往往不把这些症状与疾病联系起来，自认为都是小事情，休息一下就好。但我认为，主要可以通过食疗方法治疗。荷叶鸡蛋粥和芝麻胡桃豆皮粥都是适合肾虚患者夏天食用的食疗方。

我们先说说这荷叶鸡蛋粥。荷叶在夏天是比较容易买到的，取荷叶一张，糯米约30克，大枣5枚，枸杞5克，紫菜和肉蔻、小茴香少许，鸡蛋2枚。鸡蛋最好选用柴鸡蛋，人工饲养的鸡吃的都是天然饲料，相比于饲养厂中喂养鸡饲料、产蛋效率较高的鸡所产的蛋，柴鸡蛋的营养价值更好。肾阳虚的患者是以"热"为特征，荷叶属于凉性的，可清热解暑，大枣本就有补脾胃、安神的功效，而枸杞最大的特点就是补肾益精，所以此粥对于肾阳虚的患者来说十分适合。

说完肾阳虚的滋补粥品，再来说说这肾阴虚的滋补粥品即芝麻胡桃豆皮粥。看到这名字您一定觉得没什么特别的，其实秘密就在豆皮上。这里所说的豆皮指的是"黑豆皮"，很多朋友可能没听说过黑豆皮，因为在市场上没见过，黑豆皮在中药中又叫料豆衣，在药店里可以买到。黑豆皮有治阴虚烦热、盗汗的作用，对阴虚所致的头痛、眩晕效果较好。此粥的主料除了黑豆皮，还选用了龙眼肉、黑芝麻、胡桃。龙眼肉有安神作用。黑芝麻归肝、肾、大肠经，所以有补肝肾的作用。胡桃仁本是食疗佳品，无论是配药用还是单独生吃、烧菜都是不错的选择，可补虚强体，防癌抗癌，净化血液，降低胆固醇，还有健脑益寿、补肾固精的作用。这几种原料从中医学的性味归经来讲，基本上都是性平、温的，属温补，比较适合肾阴虚的患者消除"寒气"。

选取黑豆皮、龙眼肉、黑芝麻、胡桃仁各30克，粳米50克。将以上5种原料洗净后，一同下锅，加入适量的清水。先用武火烧开，见水沸后改用文火熬制20～30分钟即可。此粥要特别注意不要熬得太过黏稠。可于每天晚餐前喝1小碗，5～7天为1个疗程。本品可补脾胃，对于肾虚导致的性欲低下效果明显。

这两个粥方我在临床上给多位患者介绍过，反馈的效果都是不错的，您可以根据自己的症状，选用适合自己的粥方食用。

立夏

小满

养在二十四节气

原料：糯米30克，大枣5枚，枸杞5克，紫菜、肉蔻少许，小茴香少许，鲜荷叶一张。

做法：糯米洗净后放入砂锅，加适量水煮开，放入大枣、枸杞、肉蔻及小茴香熬制，熬好后放入紫菜，鸡蛋打碎后加入，再放入适量盐。最后在砂锅上盖上荷叶，焖一会儿即可。

用法：适量服用。

适宜病症：四肢冰冷、腰酸乏力

适宜证型：肾阳虚

方解：

君：荷叶、小茴香——养心温脾、补肾壮阳

臣：枸杞、肉蔻——补益肝肾

佐：紫菜——清热利尿

使：大枣、糯米——健脾益肾、调和本品

功效：本品对肾阳虚的患者有滋补的效果，同时也有温脾的作用，春、夏均可服用。

注意事项：阴虚体质者慎服。

薄荷粥

（夏，清热解毒，清利咽喉）

米粥养人，薄荷

清心又安神

盛夏之时，因暑气过盛、湿热袭人而患感冒的孩子特别多，如何照顾家中不爱吃药的孩子呢？一味薄荷粥便能见功效，即在白粥将成之时，加入薄荷汁及冰糖再煮1～2沸即可。加冰糖的原因是好喝，且冰糖有开胃的效果，对于改善生病后食欲减弱有较好的作用。其实在众多治疗风热型感冒的方剂中，医生开方子时总会加少许的薄荷，量虽少，但却有效。中医药学认为，薄荷轻清宣透，能够散邪保肺。《本草纲目》认为，薄荷味辛、性凉，无毒，祛邪毒，除劳气，解困乏，治疗伤风有痰，取汁服用可治风热诸病，而且可长期食用。用薄荷入菜可添加香气，也可泡茶喝以解上火导致的口中异味，还可制成牙膏、香皂、精油等，既芳香驱邪，又清心安神。粥在生病时是必不可少的。粳米有很好的扶助人体正气的作用，是完全对人体无副作用的食补药材。薄荷粥既可缓解夏季风热感冒的症状，又可帮助身体尽快恢复。

其实一年四季都可能患感冒，春天伤风，夏天伤暑、伤湿，秋天伤燥，冬天伤寒，治疗不同时候、不同类型的感冒应该用不同的药物。如伤风感冒，可加桂枝、防风；伤暑感冒，加薄荷、桔梗、绿豆汤；伤湿感冒，加香薷、佩兰，食物可服用薏苡仁、冬瓜等；伤燥感冒，加百合、玉竹等润燥养阴之品；伤寒感冒，则选取紫苏、生姜等以祛风散寒。以上药物在食用前还是要经过医生辨证之后，根据病情加以服用。感冒虽然是小病，但还是会影响到生活、学习以及工作质量，因此不可小觑。

原料：鲜薄荷20克（干品15克），粳米50～100克，冰糖适量。

做法：先将薄荷洗净，热锅，加水适量煎煮至汁浓时停火，过滤取汁。再将淘净的粳米入锅煮粥，将熟时，加入薄荷汁和冰糖，再煮1～2沸即可。

用法：每日1次，可于午后凉服。

适宜病症：发热、神疲、困倦、咳嗽、咽痛、咯痰质黏或色黄、鼻塞流黄涕

适宜证型：风热感冒

方解：

君：薄荷——疏风清热

臣：粳米——健脾益气

使：冰糖——清热养阴

功效：清热解毒，清利咽喉。适用于风热型感冒。

注意事项：本品不宜多食，且秋、冬季节不宜食用。

立夏

小满

◆养在二十四节气◆

豌豆羊肝粥

（夏，滋补肝阴，补中益气）

　　曾有一位患者糖尿病病史15年，之前一直口服二甲双胍来降糖，效果尚可。但近几年病情一直加重，血糖控制很不理想，而且并发肾及视网膜病变，从而出现视觉减弱，视物不清，蛋白尿，转氨酶升高。本来年初想去做眼部激光治疗，但是因为血糖反复升高，控制不理想，怕在愈合期间易出现术后的感染，更加重病情，一直无法进行激光手术治疗。对于糖尿病患者，由于其血中葡萄糖高，故较正常人容易发生感染，尤其在夏天病原微生物生长繁殖旺盛的季节里，一般医生会建议他们不要轻易地做手术，伤口也要特别小心地处理。

　　这位患者由于口服降糖药效果不理想，已经换成注射胰岛素了。为了控制血糖水平，进行激光治疗，我建议他除了打胰岛素，还可以每天早晚喝两小碗豌豆羊肝粥，一方面辅助治疗糖尿病，另一方面，还能护肝养眼，为激光治疗奠定基础。

　　起初，这位患者很担心吃粥会使血糖升高。我向他解释说，糖尿病患者确实每天都要定时、定量饮食，避免出现血糖不稳定。只要遵守定时定量的饮食，不要吃过于油腻、味道厚重的食物，还有少吃甜食，适当吃些优质蛋白质的饮食即可。豌豆羊肝粥里，需要的食材有鲜豌豆、羊肝、大米、精盐、味精、麻油、姜丝。如果是非糖尿病肾病患者，豌豆可以多加一些。如果想让粥煮得更糯香，可以用东北的珍珠大米。

　　总体来说，本粥具有补中益气、滋补肝阴的作用。中医学认为，肝开窍于目，所以眼睛和肝脏的关系非常密切。加上以形补形的理论，所以羊肝具有很好的养血、补肝、明目作用。羊肝是众多食用动物肝脏里唯一一个味甘苦，性凉的。其他如鸡肝、鸭肝、猪肝、牛肝，全部都是性温的。对于糖尿病患者来说，他们本身体质偏于阴虚火旺。中医学中将糖尿病称为消渴，主要表现为口干口渴、食量大、大便干、小便频等，容易上火的食物对病情很不利。

此粥基本上适用于所有出现眼底病变的糖尿病患者。但是糖尿病患者出现眼底病变，往往与肾病相关，也就是说，眼底病变的情况越重，肾脏血管功能就越差，肾功能也会逐渐下降。如果已经到了糖尿病肾病的中晚期，建议还是不要食用此粥了，因为豌豆和羊肝都会加重肾脏负担，从而加重病情。

立夏

小满

养在二十四节气

原料： 鲜豌豆250克，羊肝100克，粳米100克，精盐、味精、麻油、姜丝适量。

做法：

1. 先将粳米与1000毫升水武火烧开。

2. 转用文火慢熬，至粥将成时，再将羊肝洗净、切片，放入豌豆、姜丝、羊肝，继续慢熬至肝熟粥成。

3. 下精盐、味精、麻油调匀。

用法： 每日2次，空腹服用。

适宜病症： 视物模糊、口干口苦、大便干、小便频

适宜证型： 肝阴不足

方解：

君：豌豆————————补中益气、补肝养阴

臣：羊肝————————养肝明目、滋阴养血

佐：粳米、麻油————补脾健运

使：精盐、姜丝、味精——调和诸味

功效： 本品补中益气，滋补肝阴，适用于各类糖尿病。

紫竹莲池

（夏，滋补脾胃）

立夏

小满

心脑血管疾病是威胁全球人民健康与生命的头号"杀手"。据统计，在中国，每年大约有260万人死于心脑血管疾病，每天约有7000人死于心脑血管疾病，每12秒就有1人死于心脑血管疾病。心脑血管疾病最重要的危险因素是高血压、高胆固醇、糖尿病、肥胖和吸烟。

改革开放以后，随着经济的迅速发展，生活水平的明显提高，人们的饮食结构发生了巨大的变化，从20世纪50年代至70年代以粮食和蔬菜为主，油、鸡蛋、鱼、肉、瓜子、花生等定量，转变成高脂肪、高蛋白、高热量的"三高"饮食，再加上汽车进入家庭，电视和电脑的普及，使人们运动减少，超重、肥胖的比例显著增加。这些生活方式和危险因素的变化不仅影响中老年人，而且对中青年和青少年的危害也很大。高血压与脑卒中息息相关，胆固醇与心肌梗死的关系最密切。如果高血压与高胆固醇同时发生的话，罹患老年痴呆症的概率将增加 2 倍。

常常有患者问我，吃什么蔬菜或水果能降低血压、血脂？其实，燕麦、芹菜、海藻、海带、紫菜、大蒜、洋葱、木耳等都是很好的降压食物。紫竹莲池就是一道很好的食疗方。

需要的材料有干竹荪、鲜莲子、嫩丝瓜、笋片、精盐、味精、高汤。此汤清淡不腻，且味道鲜美。其中竹荪内含有较高的碳水化合物、蛋白质、多种氨基酸，特别是谷氨酸的含量丰富，是营养丰富的食品和上好的调味品，具有滋补强壮、减肥、降压、降血脂的作用；莲子养心补脾，益肾涩精；笋片、丝瓜清热解毒，凉血，利水，化痰。此4种菜相配，可作为体质虚弱、精血不足、脾胃虚弱、食欲不振、高血压、高胆固醇血病及肥胖病患者的保健食疗菜肴。

很多高血压、高脂血症患者，往往是由于身体的转化功能不良才慢慢导致多余血脂、胆固醇不能有效转化和排除，日积月累堆积在血管里，形成高血压。如果脾胃功能虚弱，经络不通，则运化功能降低。不熬夜，保持充足的睡眠，才能更有效地造出新鲜血液。将脾胃经络打通，才能活血，将血液运送到全身，血脂、胆固醇和血压才能逐渐降下来，保持稳定。另外，每天花15～20分钟敲打手脚内外侧，上下来回敲打，可以通畅经络。

高血压患者日常饮食调配时应注意以下几点：首选，限制钠盐摄入，每日盐摄入量以低于5～6克为宜。少吃香蕉、橘子汁、花生、豆类及豆制品等含钾丰富的食物。其次，注意钙和镁的补充。补钙有利于血压降低，高血压病患者除肾结石者外，每天应供给1克钙，相当于碳酸钙2.5克。含钙丰富的食物有脱脂奶、豆制品等。第三，注意限制热能。肥胖者首先要减重。除了饮食，经络通畅也很重要。要注意的不只是吃东西，还要适当运动。

高血压和高血脂、动脉硬化往往互为因果。因此，高血压和心脏病患者亦应注意控制脂肪和胆固醇的摄入，每日摄入胆固醇应少于300毫克。还应禁烟，少饮酒，饮茶水、咖啡不宜太浓。多吃水果、蔬菜，多吃含纤维素多的食物，保持大便通畅。此外，保持心平气和，避免情绪波动，保证睡眠质量也很重要。可选择太极拳、慢跑、快走等运动。

胆固醇高有时并非完全都是吃出来的，与代谢能力降低也有关系。但注意饮食可以辅助药物治疗以降低胆固醇，如少吃蛋黄、动物内脏、猪脑等高胆固醇的食物。

原料： 干竹荪25克，鲜莲子50克，嫩丝瓜50克，笋片50克，精盐、味精、高汤各适量。

做法：

1. 将竹荪先用冷水发好，捞起，修去两头，洗净泥沙，切成方块形，再放入冷水中浸泡；将鲜莲子放在沸水锅内焯10分钟，捞起，剥去莲衣，去心洗净；丝瓜剥去外皮，切成菱形小片。

2. 将竹荪、莲子、笋片一起下沸水锅中焯一下，放入丝瓜片，2分钟后捞出，放入汤碗内。

3. 将精盐、味精、高汤放在一锅内，烧沸后盛入汤碗中即成。

用法： 每周2次，配餐食用。

适宜病症： 食欲不振、消化不良

适宜证型： 脾胃虚弱

方解：

君：莲子、竹荪————补养心脾、健脾开胃

臣：笋片、丝瓜————清热凉血、利水化痰

使：精盐、味精、高汤——调和诸味

功效： 适用于体质虚弱、精血不足、脾胃虚弱、食欲不振、高血压、高胆固醇血病及肥胖病患者的保健食疗菜肴。

鲫鱼杞叶汤

（夏，散瘀，消肿，止痛）

有一年大约在暑假的时候，一位患者因胃脘不舒、头昏沉重、恶心欲吐前来就诊。患者自述由于在阳光下长时间暴晒后吃了冰棍，继而出现以上症状。

其实她也大概知道自己是中暑了，于是连忙煮了绿豆汤，泡了枸杞茶消暑降火，但效果不佳，于是前来就诊。我为该名患者辨证之后，诊为暑热夹湿，开了几服清暑化湿、开胃醒脾的汤药，3天后，患者病愈后顺便问我如何防暑才好？

其实，像绿豆汤等消暑饮品适合在暑天时常饮用，甚至祛暑的药，如藿香正气液，也应作为家庭常备药，以备不时之需。

对于孩子来说，可以喝鲫鱼加枸杞叶汤，因为孩子们在玩耍时经常不注意就磕磕绊绊，这儿瘀青、那儿破皮的事十分常见，此汤有助于伤口吸收。清代《医林纂要》中记载："鲫鱼性和缓，能行水而不燥，能补脾而不清，所以可贵耳。"说明鲫鱼有益神补气、健脾和胃、消肿解毒的功效。此外，鲫鱼脑能健脑益神，鲫鱼皮能行水消肿，鲫鱼卵具有养肝明目之功效，鲫鱼自古以来就被誉为鱼中佳品，配合枸杞叶的养阴清热、活血化瘀，佐橘皮行气之力，能滋补化瘀而不滞碍肠胃，共达散瘀、消肿、止痛之效。

瘀血内阻的患者喝这个汤还可以补益中气、活血消瘀。另外，如腮腺炎、结膜炎等内部炎症，造成局部红肿疼痛，治疗也属于消肿止痛之范畴，亦可服用鲫鱼杞叶汤。

立夏

小满

◆

养在二十四节气

◆

原料：鲫鱼 280 克，枸杞叶（连梗）300 克，橘皮 6 克，生姜 3 片，精盐、料酒、胡椒粉各适量。

做法：

1. 将鲫鱼剖杀，收拾干净，洗净切块；枸杞叶洗净，备用。

2. 锅内加水适量，放入枸杞叶，武火煮沸，文火煎 15 ~ 20 分钟，去渣，再入鱼块、橘皮、姜片、料酒，文火煎 20 ~ 30 分钟，调入精盐、胡椒粉即可。

用法：每天 1 剂，连服 3 ~ 5 天。

适宜病症：外伤之淤血、肿胀、疼痛，或腮腺炎、结膜炎等炎症

适宜证型：瘀血阻络

方解：

君：鲫鱼、枸杞叶（连梗）————补中益气、活血祛瘀

臣：橘皮————————————理气止痛

使：生姜、精盐、料酒、胡椒粉——消炎、调和诸味

功效： 可散瘀、消肿、止痛。本方适用于治疗轻度外伤、腮腺炎、结膜炎之肿胀、疼痛等。

【鲫鱼】味甘，性平，入脾胃、大肠经。补中益气、利湿通乳，活血消积。对脾胃虚弱、水肿、溃疡、咳嗽、喘证、糖尿病有很好的滋补食疗作用。

【枸杞叶】又名枸杞头、天精草，味苦甘，性凉，入心、肺、脾、肾经。有滋阴降火、祛风除湿、活血化瘀、健脾益肾之功效。用于治疗虚劳发热、烦渴、目赤、夜盲、带下、热毒疮肿。

注意事项： 纯虚体质者不能多服。

生阴滋胃汤
（夏，清胃肠邪热，益气生津）

愉快的心情，
胜过十剂良药

　　古代没有空调设备，因此到了夏天，酷热难当时，心情就特别烦躁。现代人到了夏天，虽有条件使用空调，但在骄阳似火的日子里，也容易心神不安，只有学会自我调节才是上策。

　　那么应怎样进行自我调节呢？《内经》认为，为了顺应阳气的充盛应早起床。到了夏天，一方面可在客观上利用饮食起居的调摄而保健，另一方面不可忽视主观上的调息静心。不妨做一些使人心旷神怡的活动，如适当地晨练、娱乐、避暑休养等。总之，入夏之时，养"心"为上，养"心"为先。谨记："一份愉快的心情胜过十剂良药！"

　　夏天天气炎热，许多年轻人和小孩子都喜欢喝冰镇饮料以解暑。但其实这样是很不健康的，因为夏天天气闷热，冰冷之物易损脾胃。由于夏天出汗较多，机体容易出现脱水情况，所以要多补充水分。以下有两个解暑佳品，可供大家饮用。这两个汤，其实都可以当作饮料来喝，男女老少都很适合。

首先介绍生阴滋胃汤。需要的材料有绿豆、鲜青果（也就是青橄榄）、竹叶、橙子、西洋参。竹叶、西洋参在各大药房均有售。如果条件允许，夏季宜用鲜竹叶，其清热的力量更强。先把青果去核，橙子带皮切碎，与绿豆、竹叶、西洋参同煮1小时左右即可。饮用的时候，最好温饮，或者是当茶饮，但是如果天气太过炎热，也可以常温服用。最好不要从冰箱里拿出来直接服用，也不要一次煮太多存放在冰箱里时间太长，因为夏天细菌滋生迅速，冰箱里本身就有大量的细菌，如果放置在冰箱里时间过久又拿出来直接饮用，容易出现中毒现象。最好做到当天煮，当天服。

还有一个甘甜的六汁饮。里面有荸荠（俗称马蹄）100克，梨100克，藕100克，鲜芦根100克，麦冬100克，鲜百合100克。夏天的时候，鲜芦根在各大中药房都有卖。因为是鲜品，所以买回家以后，如果不用的话一定要冷藏好，否则就会变质。将上述食材分别洗干净，去皮、去杂质，然后用1000毫升水煎服15～20分钟即可。此汤可以当饮料喝，也可以把里面的材料如荸荠、藕、梨、百合一起服用，增加爽脆的口感。还可以在煮之前把荸荠和藕切成小丁，当作饮料"马蹄爽"饮用。

这两种解暑"饮料"均具有生津止渴、清热除烦的作用。特别适合在炎热的夏天服用，尤其是有多食易饥、口干舌燥、便秘等症状的人服用，更适合糖尿病患者。

立夏

小满

养在二十四节气

原料：绿豆30克，鲜青果25个，竹叶6克，橙子2个，西洋参3克。

做法：把青果去核，橙子带皮切碎，与绿豆、竹叶、西洋参同煮1小时。

用法：温饮，可当茶饮，适量服用。

适宜病症：烦躁、脱水

适宜证型：胃肠邪热

方解：

君：绿豆、鲜青果、橙子——————清热解毒

臣：竹叶、西洋参——————————养阴除烦

功效：具有生津滋胃、清热祛邪、益气生津的功效，对肠胃热盛型糖尿病有很好

辅助疗效。

注意事项：脾胃虚寒者慎服。

立夏

小满

仲夏饮食养生方案一览表

仲夏节气	芒种	夏至
饮食处方标准	平时应注意保持清洁卫生，饮食上可多吃带苦味、甘甜生津、有清热作用的食物，并适当多食凉食、瓜果，以驱除内热，防暑祛湿，并注意养心润肺，预防心脑血管疾病及皮肤病	可多吃清淡、养阴清热的粥品，如莲子、鲜荷叶、鲜薄荷、鲜苏叶、鲜生地、鲜竹叶等熬的粥或汤
饮食处方禁忌	可饮用糖盐水，味道偏咸的粥、米汤、面汤等，期间禁服蛋、奶、肉，更不要吃海产品	不要过多食用生冷、辛辣、油腻之物。吃生冷食品时可多放醋、姜汁、蒜末、芥末等，能够起到一定杀菌作用

芒种

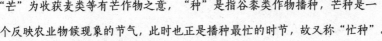

6月5日或6日

"芒"为收获麦类等有芒作物之意，"种"是指谷黍类作物播种，芒种是一个反映农业物候现象的节气，此时也正是播种最忙的时节，故又称"忙种"。

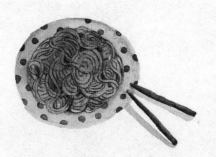

夏至

6月21日或22日

据《恪遵宪度抄本》："日北至，日长之至，日影短至，故曰夏至。至者，极也。"夏至表示炎热的夏天来临，是盛夏的开端。

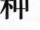

芒种为盛夏前最后一个节气，夏至标志着盛夏的开端。夏为心主，长夏属脾，因此仲夏应注意固护心阳和脾土。

总体来说，仲夏时患病的病因病机有以下四点。

（1）芒种后18天是人体脾胃活动最旺盛的时节，因此应该注意固护脾胃之气，预防因脾胃损伤而致病。脾主肌肉四肢，夏天易湿毒内盛，伤及脾胃，造成免疫功能低下，再加上空气污染、化学因素造成的刺激等，湿疹、瘙痒、皮炎、带状疱疹、黄水疮等皮肤病是这一时节人们应格外警惕的疾病。

（2）大汗淋漓容易伤阴伤阳，使心经气脉弱，甚至脉微欲绝。这个时节高强度运动非但不利于健康，反而容易对心脏造成威胁，使血压急剧下降，心脏供血不足，出现休克甚至危及生命。所以，应尽量避免大运动量的锻炼项目，特别是患有心脑血管疾病、高血压、高血脂等人群以及身体肥胖者，此时运动应适量，不宜大汗，体育锻炼最好安排在早、晚，时间应比春秋两季减少三分之一。

（3）芒种过后天气炎热，贪凉容易导致寒包火，或使湿热蕴于体内，常可见肝病、热伤风等疾患。

（4）芒种过后"暖气始盛，虫蠹并兴"，是细菌大量繁殖的时节，因此还应警惕流感、痢疾肠炎等肠道传染病。

仲夏时节食材挑选举例

五谷：粳米、绿豆、豇豆

蔬菜：藕、山药、苦瓜、黄瓜、茄子、芹菜、芦笋

肉类：泥鳅、排骨、牛百叶

水果：莲子、松子、桑葚、西红柿、草莓、梨

调味品：醋、大蒜、洋葱、韭菜、香葱

养生关键字：鲜藕、山药、鲜荷叶、鲜苏叶

鲜藕：性平，味甘涩，无毒，入心、肺、脾、胃经。对肺热咳嗽、烦躁口渴、

脾虚泄泻、食欲不振等有治疗作用。有清热凉血、通便止泻、健脾开胃、增加机体抵抗力及止血散瘀等功效。藕性寒，生吃清脆爽口，但碍脾胃。脾胃消化功能低下、大便溏泄者不宜生吃。

山药：性平，味甘，入肺、脾、肾经。对脾胃虚弱、倦怠无力、食欲不振、肺气虚燥、痰喘咳嗽、肾气亏耗、腰膝酸软、下肢痿弱、消渴尿频、遗精早泄、皮肤赤肿、肥胖等有治疗作用。有健脾益胃、助消化、滋肾益精、益肺止咳、降低血糖、延年益寿等功效。鲜品多用于虚劳咳嗽及消渴病，炒熟食用治脾胃，便秘腹胀者不宜食用。

鲜荷叶：性平，味微苦、涩。能清热解暑，开胃升清，止血。

具有清热泄水、降脂减肥及良好的降压作用。现代医学研究表明荷叶中含有丰富的化学物质，如β−胡萝卜素、黄酮、挥发油、皂类、甾体、维生素C、多种生物碱、苹果酸、草酸等，其中黄酮类化合物、生物碱有调节血脂、抗有丝分裂、抑菌和止痉挛的作用。另有研究证实，荷叶中还含有丰富的多糖，具有降血糖、降血脂、保护免疫器官、增强免疫功能、抗病毒、抗癌等多种生物活性。荷叶有利尿作用，肾功能不好者慎用。

鲜苏叶：性温，味辛，入肺、脾经。功能发表散寒、理气和中、行气安胎、解鱼蟹毒。用于外感风寒感冒，或兼有气滞之感冒。温病发热及气虚体弱者忌服。

芒种

夏至

藕荷苏山药粳米粥
（夏，清热和胃，健脾疏肝）

阴暑用藿佩，
阳暑加薄荷

我有一个小邻居，个子不高，也挺瘦的。有一年暑假的时候，由于天气炎热，在家里也没什么事情，就跟几个同学去游泳，游完泳后简单地用冷水冲了澡就回家了。正值中午，太阳晒得厉害，看见路边有小卖部，他就跟几个同学一起买了冰镇饮料喝。回到家就开始发烧、腹疼。他妈妈听了那些老街坊的话，夏天中暑感冒就让孩子喝藿香正气水。结果孩子下午反而胃烧得厉害，口干舌燥，咽疼，食欲不振，于是他妈妈赶紧带孩子来找我看病。

我了解了具体情况后，就让孩子的妈妈赶紧去买点鲜藕、鲜荷叶、鲜薄荷、鲜苏叶、山药、荆花蜜，做藕荷苏山药粳米粥给孩子吃。具体做法为先把粳米、山药放入锅中，加足量水，用武火熬煮20分钟后，再加鲜荷叶、鲜薄荷、鲜苏叶，用文火煮5分钟。吃的时候放2勺荆花蜜，要早、晚各温服1碗，并且要喝3天才行。

第二天早上，孩子就退烧了，而且不那么烧心烦躁了。早上喝粥的时候，感觉开始有胃口了，嗓子也不那么疼了。

为什么在这种情况下，喝藿香正气水不管用呢？理论上讲，藿香正气水是治疗阴暑的，表现为夏天因为贪凉导致感冒、呕吐腹泻等。这个孩子也是因为贪凉患病的，但是，孩子本身比较瘦，瘦人多为阴虚，且中医理论认为小儿阳气有余而阴气不足，藿香正气里所含的大多数是偏温而能健脾化浊的药，对于这种素体阳亢的孩子是特别不适合的。这个孩子因为身材瘦小，本身脾虚胃强，加上阴虚体质、又遇到外面天气炎热，本来体内就一身的火，自己又跑去游泳、洗冷水澡、喝冰镇饮料，造成"寒包火"，使火闷在体内发不出来，所以出现发热、胃灼痛、咽干等症状。

此处介绍的这款粥跟藿香正气水相似的地方是都用了健脾理气的药，例如鲜藕、鲜荷叶、鲜苏叶。但是不同的地方是用了鲜薄荷。薄荷味辛，性凉，可以治疗风热感冒，伴目赤、口苦口干、咽痛烦躁等。考虑到孩子本身脾气虚弱，就以粥的形式服用，也比较容易入口，故加了一些山药和粳米。

总括之，此粥有清热和胃、健脾疏肝的功效，也适用于胃脘不舒、食欲不振、腹胀胃痛有灼热感以及口舌干燥、口苦口干、咽喉刺痒疼痛、颧红目赤、心烦易怒、尿黄便秘等患者食用。

原料：鲜藕 100 克，鲜荷叶 30 克，鲜薄荷 20 克，鲜苏叶 30 克，山药 60 克，粳米 100 克，荆花蜜适量。

做法： 粳米、山药与足量水放入锅中，用武火熬煮 20 分钟后，再加鲜荷叶、鲜薄荷、鲜苏叶，用文火煮 5 分钟后放入 2 勺荆花蜜即可。

用法： 早、晚温服各 1 碗。

适宜病症： 食欲不振、腹胀胃痛、心烦、颧红、尿黄、便秘

适宜证型： 脾胃不和、热扰心神

方解：

君：鲜藕、鲜荷叶——————清心健脾、养阴开胃

臣：鲜薄荷、鲜苏叶——————清热除烦、散寒行气

使：山药、粳米——————健运脾气、调和本品

功效： 本品功能清热和胃、健脾疏肝。适用于胃脘不舒、食欲不振、腹胀胃痛有灼热感以及口舌干燥、口苦口干、咽喉刺痒疼痛、颧红目赤、心烦易怒、尿黄便秘等症。

注意事项： 症状消失后，停止服用。

排骨绿豆松子仁粥
（夏，消暑，开胃，安神）

血气充足，五脏自润

大家都知道夏天要多吃绿豆，因为它有很好的清热解暑作用。除了用来做绿豆汤、绿豆粥以外，绿豆还能用来煲鲜美的咸粥。夏天人们胃口都比较差，排骨绿豆松子仁粥较适合炎热夏季食欲不振者食用。

制作方法很简单，先准备好材料：小段排骨500克，绿豆150克，松子仁20克，精盐适量。先将排骨洗净，切成小段，用滚烫开水焯一下，捞出备用；绿豆用水洗净，放在锅内，加水，

芒种

夏至

用武火煮沸15分钟后再放入排骨、松子，用文火熬至成粥，加入适量精盐即可。

此粥气味清香，浓郁鲜美而不油腻。具有解暑热、养阴精、除烦躁、益脾肾之功效。绿豆除了清热解毒以外，还有"解油腻"的作用。松子仁是油脂丰富的食物，具有安神、润肠作用。排骨能补充能量，而且《黄帝内经》里说，豚（猪）属水，骨也属水，所以吃了排骨不容易上火。"水曰润下"，故对于心火上炎所导致的心烦意乱、头晕、心慌、气短、口渴多饮等症有很好的降火作用。喜欢吃肉，但夏天胃口又不是很好的朋友，不妨试试此粥！

绿豆，味甘，性凉，入心、胃经。功能清热解毒，益气消暑，利水。主治暑热烦渴，水肿，泻痢，并有解毒之效。因清热解毒作用主要在于绿豆皮的部分，因此，煮绿豆时千万不要将绿衣丢掉。

松子仁，性温，味甘，入肝、肺、大肠经。具有滋阴养液、补益气血、润燥滑肠之功效，为滋补强壮药物，主治病后体虚、肌肤失润、肺燥咳嗽、口渴便秘、头昏目眩、自汗、心悸等。对老年慢性支气管炎、支气管哮喘、便秘、风湿性关节炎、神经衰弱和头晕眼花患者均有很好的疗效。另外又有人称松子为"养生果"。《本草经疏》写道："松子味甘补血。血气充足，则五脏自润，发黑不饥。仙人服食，多饵此物。故能延年，轻身不老。"

需要注意的是，相对于春夏来说，秋冬之时排骨粥里可加些百合、枸杞子一类养阴润燥之物，以及山药、栗子、芡实等温肾助阳之品。如此春夏养阳，秋冬养阴，应节气而生活饮食，才是养生的真谛。

原料： 小段排骨 500 克，绿豆 150 克，松子仁 20 克，精盐适量。

做法：

1. 先将排骨切成小段，用滚烫开水焯一下，捞出备用。

2. 绿豆用水洗净，放在锅内，加入足量水，用武火煮沸 15 分钟后再放入排骨、松子，用文火熬至成粥，加入适量精盐即可。

用法： 替代中午主食，温热服用，一周 3 次。

适宜病症： 食欲不振、汗出过多、心慌气短

适宜证型：暑热伤脾

方解：

君：排骨、绿豆———清暑去湿、健脾和中

臣：松子仁————养心益气、润肠通便

使：精盐—————清热开胃、调和本品

功效：此粥气味清香，口感极佳，对炎热夏季食欲不振者，有独特的开胃作用，以及解暑热、养阴精、除烦躁、益脾肾之功效。适用于酷暑汗出过多、心烦意乱、头晕、心慌、气短、口渴多饮、大便干燥、小便色黄等症状。

苦瓜绿豆麦冬山楂汤

（夏，消暑，清热解毒，开胃）

芒种

夏至

养在二十四节气 ◆

俗语说"苦夏"，也就是到了夏天日子比较难过，夏季天气炎热，人容易烦躁，出汗多，食欲不振，有的人还会出现体重减轻。一个"苦"字就倒出了夏天的难过程度。说到苦字，还是要说说苦瓜。虽然苦瓜的口味很多人不喜欢，但是苦瓜的确是夏季消暑的必备品。苦瓜性寒，味苦，入心、肝经，正如中医学中所讲的"心通于夏气"。苦瓜有清热祛暑、明目解毒、利尿凉血的功效。苦瓜中的蛋白质成分和大量的维生素C能提高机体的免疫力，近年来苦瓜也用于防癌抗癌的辅助食疗，例如苦瓜汁等。

给大家推荐一个既能吃到苦瓜，又能让你感觉不那么苦的食疗方。主料有苦瓜、绿豆、麦冬、生山楂和荆花蜜。关于绿豆的消暑功效就不用说了，麦冬是中药中常用的一味药，它有养阴生津、润肺清心的作用，可用于肺燥干咳、虚痨咳嗽、心烦失眠、内热消渴、肠燥便秘等病症。山楂性平，味甘，有健脾益胃、助消化、滋肾益精、益肺止咳、降低血糖、延年益寿等功效。

　　以上食材合用具有清热养阴、益气健脾、防暑去湿的功效，特别适用于暑季汗出过多、心悸烦躁、头晕气短、食欲不振、失眠不寐、大便秘结、小便黄赤等症。

芒种

夏至

原料：苦瓜 120 克，绿豆 100 克，麦冬 30 克，生山楂 30 克，荆花蜜适量。

做法：先将绿豆加水武火煮沸 20 分钟后，加入以上原料，再用文火熬煮 15 分钟后，过滤去渣、取汁，放置温度到 60℃，加入荆花蜜 2 勺即可。

用法：代茶饮，每日 2 次，早、晚温服。

适宜病症：心烦失眠、食欲不振、心悸气短、便秘

适宜证型：暑天湿热

方解：

君：苦瓜、绿豆——清心除烦、清暑祛湿

臣：麦冬、山楂——养阴开胃

功效：本品有清热养阴、益气健脾、防暑去湿之效，适用于暑季汗出过多、心悸烦躁、头晕气短、食欲不振、失眠不寐、大便秘结、小便黄赤等症。

注意事项：阴寒体质之人少服。

酸梅绿豆汤
（夏，消暑解渴）

母亲的酸梅汤

记得小时候每到夏天要是能喝到妈妈煮的一碗酸梅汤是一

件很幸福的事情，小时候的那种味道，如今回忆起来，就如酸梅汤一样酸中带甜。我将酸梅汤稍稍改良了一下，让它消暑的效果更佳。改良后的酸梅汤主要是加了绿豆，从中医学的角度讲，绿豆性属寒，味甘甜，无毒，入心、胃经，具有清热解毒、消暑除烦、止渴健胃、利水消肿的功效。除此之外，它还有降血脂、降低胆固醇、抗过敏等作用。酸梅本身具有生津止渴、开胃涩肠、消炎止痢的功效。二者同食，则有清暑热、增强食欲的功效。

这道汤味道酸甜可口，方法简单易学，解暑效果明显。不妨在夏季的晚上为家人煮一锅绿豆酸梅汤作为饭后的饮品。也可将煮好的汤晾凉后放入密封容器内，于冰箱内冷藏后饮用，味道更好。中医学有句话叫"治未病之病"，其实就是要注意自我保健，从饮食和生活的小细节开始，做到防患于未然。夏天天气炎热，烦躁的"无名火"总是不知如何发泄，从而导致心理上的疾病。每天喝些冰爽的酸梅绿豆汤，可以缓解暑热烦躁，也可消除这无名火。

原料：酸梅 30 克，绿豆 100 克，白糖适量。

做法：先将绿豆加水烧开，再加入酸梅，一同煮至豆化梅烂，加入白糖调味即成。

用法：代茶适量饮用。

适宜病症：夏季烦热、无名燥火

适宜证型：暑热伤阴伤津

方解：

君：绿豆————清热、解毒、利尿

臣：酸梅————生津止渴、开胃涩肠、消炎止痢

功效：两者同食，可清暑热、生津开胃。

注意事项：阴寒体质之人少服，或温热后服用。

白菜牛百叶汤
（夏，解暑）

我有一个学生是单亲家庭里长大的，他父母很早就离婚了，一直是他母亲把他带大，他母亲为了供他读大学吃了很多苦，他跟我说要努力学习，以后学成做个好医生，也要做个有责任感的人，好好报答她母亲的养育之恩。一天他对我说："唐老师，我母亲病了，可能是因为天气太热，她的工作量又很大，感冒了，我想给她做点东西吃，也不知道做点什么好，您给我个建议吧。"

我向他推荐了白菜牛百叶汤。原料就是牛百叶、白菜、生姜、香油和盐，此汤味道鲜香可口。白菜，性寒，有益胃生津、清热除烦的作用，对于烦热口渴、感冒发热或痰热咳嗽的效果最好，而牛百叶能补虚弱，益脾胃。所以，这道汤特别适合夏季感冒时喝，喝了它，感冒肯定能好得快。

原料： 牛百叶 250 克，鲜白菜 500 克，生姜丝 5 克，香油、精盐各少许。

做法：

1. 将牛百叶刮去黑衣，用清水洗净，切成长形小块，备用。

2. 把鲜白菜去杂质，清水洗净，切成小段备用。

3. 向锅内放入适量水，加入香油，先用旺火烧沸，再改用文火煲 1～2 小时，点入精盐调味即可。

用法： 早、晚温热服用，连服 3 天。

适宜病症： 发热、口渴、周身不适

适宜证型： 暑热感冒

方解：

君：白菜——————养胃清热

臣：牛百叶——————补益脾胃、补虚益精

使：生姜、香油、精盐——调和本品

功效：本品鲜香可口，功能消暑清热，适用于夏季感冒、身热口渴、咳嗽、周身不适等症。

注意事项：非暑热感冒者少服。

黄芪煲泥鳅汤
（夏，补中益气，解毒收痔）

芒种

夏至

◆养在二十四节气◆

有一位患者，因为患有多年肝病，所以他的身体比常人要差，尤其大便特别不好，总是容易便秘，尤其是熬夜工作，或者是生气着急时尤甚。他还患有痔疮，由于工作劳累导致转氨酶升高，于是来找我就诊。

肝病患者最忌讳的就是劳累和气急。《黄帝内经》曰："怒则伤肝。"而且长期劳累，晚上睡眠时间不足，肝脏无法代谢完全，会加重肝脏负担。所以治疗肝病，除了要吃中药调理身体以外，调节情志以及注意劳逸结合，避免过劳是非常重要的。中医学认为，晚上11点至凌晨1点正好是气血循行至肝经的时辰，所以让肝脏在这段时间休息尤其重要。对于肝病患者而言，心平气和，早睡早起对于病情缓解是非常有帮助的，再配合吃中药调理，则事半功倍！

这位患者还有痔疮的烦恼，所以我除了给他开汤药调整外，还推荐他吃补中益气、解毒收痔、祛湿通络的黄芪煲泥鳅汤。

买来泥鳅后放在清水中，滴入几滴植物油，每天除去污水，换入清水，待它排去肠内泥水污物后才能烹调食用。如果一次买了很多条，可以把不用的先留着。将买来不用的泥鳅，用清水漂一下，放在装有少量水的塑料袋中，扎紧口，放在冰箱中冷冻，泥鳅长时间都不会死掉，只是呈冬眠状态。当需要用时，再取出泥鳅，倒在一个冷水盆内，待冰块化冻后，泥鳅就会复活。

泥鳅个体虽小，但其分布甚广，任何水域中都有，一年四季均可捕捞。其生命力强，资源丰富，还是一种肉质细嫩鲜美、营养丰富的水产品。泥鳅所含脂肪成分较低，胆固醇少，属高蛋白低脂肪食品，且含一种类似二十碳戊烯酸的不饱和脂肪酸，有利于抗血管老化，故有益于老年人及心血管病患者。它还特别适合身体虚弱、脾胃虚寒、营养不良、小儿体虚盗汗者食用，有助于生长发育；同时适宜癌症患者及放疗化疗后、急慢性肝炎及黄疸之人食用，尤其是急性黄疸型肝炎患者食用，可促进黄疸消退和转氨酶下降；同样也可以给阳痿、痔疮、皮肤疥癣瘙痒之人食用。但泥鳅不宜与狗肉、螃蟹、毛蟹同食，否则会引起身体不适，甚至出现中毒情况。

芒种

夏至

原料：泥鳅 300 克，瘦肉 200 克，红枣 10 枚，黄芪 25 克，姜 1 片，盐少许。

做法：

1. 将黄芪、红枣（去核）洗净，待用。瘦肉洗净，放入滚水中煮约 5 分钟，捞起，洗净。

2. 泥鳅放入滚水中焯一下捞起，用清水冲洗，去内脏，洗净后抹干水分。

3. 将泥鳅略煎至两面微黄，铲起，装入盘中。

4. 将适量清水加入汤煲内烧滚，放入泥鳅、瘦肉、姜、黄芪、红枣煲滚后改用慢火继续煲约 3 小时，加入调味料即可。

用法：晚饭后温热服用，1 周 2～3 次。

适宜病症：纳差、腹胀、痔疮、关节疼痛

适宜证型：中气亏虚、湿毒内盛

方解：

君：泥鳅鱼、瘦肉——解毒祛湿

臣：红枣、黄芪——补中益气

使：姜、盐————调和本品

功效：本品适用于急、慢性肝炎以及黄疸湿热、痔疮、疝痛、阳痿等症。

菱角烧草菇西红柿

（夏，健脾生肌，杀菌解毒）

夏天是病原体滋生繁殖的季节，当身体受到外伤而出现破损时，若没有做好消毒处理，则伤口很容易感染化脓。夏天炎热，身体的分泌比较旺盛，如果身体没有及时做好清洁，会使外界的灰尘、细菌、病毒等附着在皮肤上，导致毛孔堵塞，从而出现痤疮、脓疱。

曾有一位女患者，因为夏天脸上起了痤疮，于是就自己用暗疮针把已经化脓的脓疱挑破，挤出里面的脓液。但是因为消毒不彻底，脓液也没有清理干净，导致面部大面积的毛囊发炎。

长痤疮的人，除了体内湿热毒盛以外，还多见脾胃功能较差。夏天因为环境湿热，会导致痤疮加重。如果不消毒彻底就去挤它，首先会把外界更多的病原微生物带入伤口里，其次，挤的过程会刺激局部皮肤和组织，导致炎性水肿的发生，加上排脓不彻底，导致里面的淤血和脓液成了这些病原微生物的培养基，就会引发更严重的炎症。所以建议患者，要么自己不要碰这些痤疮，让其自己破溃收口愈合，如果要挤的话，一定要把里面的脓液和淤血挤得干干净净，并且要彻底消毒。最好能在挤完之后，外用一些洗剂，一方面能杀菌，另一方面可以帮助伤口收口愈合。除此之外，还要对身体内部进行调理。可以口服中药，再配合一些帮助治疗皮肤病的食物，如菱角烧草菇西红柿，来辅助和巩固治疗。

这个菜所需材料有鲜菱角、鲜草菇、西红柿，还有姜末、料酒、湿淀粉各适量。如果买不到鲜菱角的话，也可以用干菱角代替。如果是用鲜菱角的话，将其洗净后，以清水入碱烧开，用笊篱不停推擦，待菱角脱落后，捞出菱肉，再用清水漂洗干净，沥去水备用。如果是用干菱角的话，把带壳的菱角用高压锅煮熟，然后把壳掰开取肉。如果用的是鲜菱角，不要把壳扔掉，要把其角留下。其菱蒂（菱柄）可以用来治疗赘疣等皮肤病。只要搓擦患处，一日数次即可。

此菜清淡可口，略带一点酸甜的味道。总括来说，它有健脾生肌、杀菌的功效，对于皮肤疮疡患者有一定辅助治疗作用。其中菱角具有消毒解热、利尿通乳、止消渴、解酒毒之功效，草菇和西红柿同有清热消暑的作用。故本汤除了可以治疗化脓性皮肤病，还能用于祛暑散热。不过要注意的是，菱角性凉，食用要适量，多食会损阳助湿。而且猪肉和菱角不可一起吃，会引起腹痛。

原料： 鲜菱角、罐装草菇各250克，鲜西红柿100克，姜末、料酒、湿淀粉各适量。

做法：

1. 将菱角洗净，以清水入碱烧开，用笊篱不停推擦，待菱角脱落后，捞出菱肉，再用清水漂洗干净，沥去水。

2. 将草菇剖开；西红柿用开水冲泡后去皮，剔去籽，放入清水内稍浸，捞出切成块状。

3. 将锅放火上，加入适量花生油烧热，下菱肉、草菇，放入姜末、味精、西红柿、精盐，待烧熟后，用湿淀粉勾芡，出锅装入盘中即成。

用法： 配餐食用。

适宜病症：皮肤疮疡

适宜证型：脾虚湿热

功效：本品健脾生肌、杀菌解毒。对皮肤疮疡患者有一定食疗作用。

豇豆绿豆荷叶汤
（夏，清热解毒，养阴健脾）

都说母子连心，每个孩子在为人父母之前都不懂得父母的心情，等到自己为人父为人母时方懂得父母对自己的爱。如今每个家庭大多都是一个孩子，不只父母疼爱，长辈更是宠爱。一旦孩子有点头疼脑热等不适，全家人都十分担心。尤其是一些年龄偏小的孩子，若身体不适，又不会说话，只能哭，就更让人着急了。

到了夏天，天气比较热，空气中湿度比较大，一些孩子就容易生痱子，中医学中又叫"汗疹"，主要是因为小儿的皮肤细嫩，汗腺发育还未完全，大量出汗排泄不畅造成的。其实不只小儿，成人也容易在夏天生痱子。此时可以用温水给孩子擦洗皮肤，扑一些痱子粉，勤换衣物，让皮肤保持干燥就会减少发生率。另外还可以给孩子煮清痱汤喝，用豇豆、绿豆、鲜荷叶作为主料，先将豇豆、绿豆洗净泡胀，把两种泡胀的豆子放入锅中，加清水500毫升，煮约15分钟，加入洗净的鲜荷叶，再煮5分钟左右，去渣取汤，加入适量白糖调匀，饮服即可。绿豆和荷叶都有清热解毒的功效，豇豆除了健脾益气外，在《本草从新》里记载也有清热解毒的功效。所以这个汤夏天食用效果是很好的，具有清热解毒功效，特别适用于小儿痱子、疖肿等病症。

另外还要特别提示一下，豇豆不可食用过多，以免发生腹胀。

　　其实对于孩子的健康，家长们不妨从饮食上注意，从膳食的搭配上做到营养丰富，对于一些孩子易发的常见病也可以给予一些饮食疗法。现在很多家长喜欢给孩子补充一些营养品，生病了就吃药、打针。孩子很小就开始补各种营养品，有时候效果也不一定理想，虽然补充了，是否吸收还是个问题，而且给孩子吃的药片和口服液的口感也不如饭菜来的香，孩子还会有逆反心理。若从膳食上多加注意，孩子生病的机会也会减少很多，对于孩子的茁壮成长是更有益的。

原料： 豇豆 30 克，绿豆 20 克，鲜荷叶 10 克。

做法： 先将豇豆、绿豆洗净泡胀，入锅中加水 500 毫升，煮约 15 分钟，加入洗净的鲜荷叶，再煮 5 分钟左右，去渣取汤，加入白糖调匀即可。

用法： 可代茶饮，每日适量，连续服用 3 ～ 5 天。

适宜病症： 小儿痱子、疖肿

适宜证型： 热毒蕴肺

功效： 本品功能清热解毒、养阴健脾。适用于小儿夏季痱子、疖肿等病症。

冬瓜银耳羹
（夏，降血压，利尿消肿）

羹汤　降压消肿养生

　　冬瓜，之所以取名冬瓜，还要从它的那层"纱衣"说起。因为冬瓜成熟后，外面有一层白色的粉末状物质，特别像冬天的霜，所以取名为冬瓜，但冬瓜恰恰盛产于夏秋季节，夏季是个吃冬瓜的好时候。关于冬瓜也有一个有意思的小故事。传说神农爱民如子，特别培育了4种瓜，并让他们分别到四方安居落户，造福于民。南瓜、北瓜、西瓜都服从神农的旨意，唯有这东瓜有意见。说东方海风太大，它适应不了那里的生活。神农本性善良，于是让它自己选择，东瓜先到北方生活，发现北方太寒冷，又去南方，结果南方太炎热，最后去西方试试，结果西方风沙太大，还是不习惯。最后它只好去了东方，神农看到东瓜在几经周折后已经知道自己应该所在的位置非常高兴，说道："东瓜，东瓜，东方为家。"结果东瓜说："是冬瓜不是东瓜，处处都是我的家。"神农笑道："冬天本无瓜，你喜欢就叫冬瓜吧。"这只是个传说而已，大抵也是由于人们奇怪盛产于夏秋季节而名叫冬瓜所想出来的吧。

冬瓜虽然外形敦实，有利尿消肿、清热解毒及减肥的功效，对于那些控制身材的女士可以在夏季多食用些冬瓜，吃多了也不会发胖。冬瓜最普遍的做法就是冬瓜丸子汤，我最近琢磨出一种冬瓜的新吃法——冬瓜银耳羹，其材料就是冬瓜和银耳，制作方法也很简单。本品具有清热生津、利尿消肿之功效，特别适宜高血压、心脏病及肾炎水肿患者服用。对那些怕变胖的女士来说，此品就更为适合，银耳一直是女士养颜的佳品，这二者合用效果更佳。夏天的时候人们都易烦躁，暑气重，此汤还可以清热消暑。

原料：冬瓜250克，银耳30克。

做法：先将冬瓜去皮、瓤、切成片状；银耳浸水泡发，洗净。锅放火上加油烧热，把冬瓜倒入煸炒片刻，加汤、盐，烧至冬瓜将熟时，加入银耳、味精、黄酒调匀即成。

用法：早、晚饭后温服，3～5天连续服用为1个疗程。

功效：本品清热生津，利尿消肿，是高血压、心脏病、肾炎水肿患者的夏季最佳辅助食疗品之一。

茼蒿春笋汤

（夏，开胃，安神）

　　夏季天气闷热，在临床上，能遇到许多来诊病的患者都说自己食欲不振，食欲减退，总想吃些清淡的东西。一方面是因为夏天温度高，身体所需要的热量较其他季节低。另一方面，夏天容易导致或引发脾胃湿热的患者病情加重。所谓脾胃湿热的症状，主要就是食欲不佳，消化能力减退，容易困倦，头脑不清，且出汗多，尤其是头面部以及颈项部，大便总是黏黏的，经常会腹泻，味道也特别臭。

　　夏天饮食确实需要特别注意。因为夏天天气热，病原微生物容易滋生，病从口入，故要注意食物卫生，一定要把食物加热透彻，而且尽量不要吃隔夜的饭菜，要吃当天新鲜做的，尤其是凉拌菜。对于患有胃肠炎、食物中毒的患者，更不能吃凉拌菜了。

　　除此之外，夏天要注意清淡饮食，多补充水分。因为夏天出汗比较多，身体容易缺水。如果吃肥甘厚味的食物，人特别容易渴。这是因为这些食物导致身体内的溶液处于高渗状态，使身体处于相对缺水的状态，所以夏天适宜吃清淡的食物。

　　但是对于一些体质虚弱的患者，例如刚生完孩子正在坐月子的产妇，刚做完手术的患者，还有消瘦的小儿等，家人都会迫切让他们尽快补充营养，但是往往在烦闷的夏季，越让他们吃，他们就越吃不进去，再美味、再有营养的食物，他们也无福享受。我建议这些患者在夏天应该多吃些容易消化，而且营养容易吸收的食物。因为他们本就身体虚弱，消化功能比正常人虚弱很多，所以更要注意清淡的饮食。可以多吃流食，或者是半流食的食物，多喝汤，多食温热的食物。例如茼蒿春笋汤，里面既有肉，又有菜，而且是营养丰富又容易消化的，很适合夏季食用。

为什么要用个小的春笋而不用肉厚的冬笋呢？首先，春笋相对冬笋来说比较新鲜，在春末夏初的时候，市场上仍然能见到有新鲜的春笋。其次，春笋相对冬笋质感嫩，所含纤维没有冬笋粗，所以比较好消化。第三，春笋味道相对冬笋清淡，冬笋味道较为浓郁，而本汤的目的就是要清淡。

此汤味道滑润爽口，鲜香开胃。其中茼蒿有宽中理气、芳香辟浊的作用，对于食欲不振的体虚患者尤其适合。此外，茼蒿还有宁心安神的作用，所以还可以用于治疗心烦不安、便秘口臭等病症。

黄豆粉是黄豆磨成的粉，含有大量的蛋白质，也含有大量的淀粉。勾过芡的菜不仅营养物质得到了很好的保存，芡汁还能起到保护胃黏膜的作用。相对黄豆而言，磨成粉使它更容易熟透，使生豆中含有的皂苷、胰蛋白酶抑制剂和凝血素等有毒物质更容易、更迅速地在加热的过程中被破坏，减少对人体的毒性。但是对于容易胀气的患者，还是用普通淀粉来勾芡较适合。

芒种

夏至

养在二十四节气

原料：茼蒿250克，火腿、春笋、香菇各50克，豆粉、熟猪油各适量。

做法：

1. 取新鲜茼蒿洗净、剁碎，捣烂取汁，将汁水拌生豆粉勾稀芡。

2. 火腿、春笋、香菇洗净，切成小丁。清水煮沸后下火腿丁、笋丁、香菇丁，改小火烧10分钟，加盐，倒入茼蒿汁勾稀的豆粉，使成浅腻状，再浇上熟猪油即可。

用法：每周2～3次，配餐服用。

适宜病症：心烦不安、便秘口臭、睡觉时流涎

适宜证型：心脾失养

功效：此汤滑润爽口，鲜香开胃，具有安心神、养脾胃的作用，心烦不安、便秘口臭、睡觉时流涎者可常食。

小暑

大暑

季夏节气	小暑	大暑
饮食处方标准	多喝粥品及汤品，饮食选择要以清淡芳香、生津解暑为主。因为清淡易于消化，芳香刺激食欲，生津则能补汗出过多、津液消耗过量之不足	适量吃些哈密瓜、火龙果、黄瓜、苦瓜等食物。食用海鲜时配点生姜、蒜等
饮食处方禁忌	虽然夏季水果品种繁多，食用也要适量。忌过于温燥、麻辣、厚腻之物	虽然夏季水果品种繁多，食用也要适量。忌一次性大量喝冷饮，以免造成阴暑

小暑

7月7日或8日

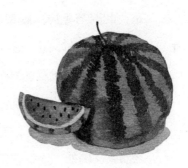

暑是炎热的意思。小暑就是气候开始炎热。

农谚有"小暑不算热，大暑正伏天"。

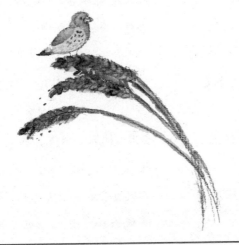

大暑

7月22日－24日

大暑表示一年中最热的时候。

盛夏的到来，不仅气温升高，更有暴风、骤雨、雷鸣的出现，湿热便容易内伏于机体中，令人难受。

总体来说，季夏时候发病的病因病机有以下三点。

（1）季夏进入伏天之后，气候炎热，易产生心烦不安、疲倦乏力、食欲不振、头晕等症状。此时要注意预防中暑、腹泻、痢疾等夏季常见病。值得一提的是，炎热的季夏可以适当进食寒凉之品，以解火热之邪。

（2）大暑时节的湿气大，天气闷热，人体易出汗，而这个时候寒湿之邪容易趁机侵入人体，消暑之时易添阴暑之证。

（3）暑热时节，昼长夜短，人们的睡眠普遍受到影响。但是，此时节更应早睡早起，保证休息时间。有条件的，中午最好午睡半小时，让大脑和肠胃都休息一下。另外，心脑血管疾病、中风、面瘫、风湿、暑湿感冒等是此时的高发疾病。

由于现在的居住条件逐渐提高，家家有空调或电扇，但也正因为室内外温差过大，造成了人体体温调节失常，各种问题也随之而来。例如，夏季感冒非常容易损伤阳气，常常伴有胃肠疾病和乙脑，感冒后4~8小时就可能引起发热。

小暑

大暑

季夏时节食材挑选举例

五谷： 小麦、鲜玉米、绿豆、红豆、黄豆、粳米

蔬菜： 油菜、葱头、水萝卜、油麦菜、土豆、黄瓜、苦瓜

鱼、肉类： 羊肉、牛肉、排骨、鳝鱼、罗非鱼、鳜鱼

水果： 西瓜、荔枝、龙眼、哈密瓜、火龙果、榴莲

调味品： 辣椒酱、胡椒粉、香油、桂皮、香叶、八角茴香

养生关键词：苦瓜、绿豆、麦冬、山楂

苦瓜： 性寒，味苦，入心、肝经。清热祛暑，明目解毒，利尿凉血。适于促进食欲，消炎退热，防癌抗癌，降低血糖。苦瓜性凉，脾胃虚寒者

不宜食用。

绿豆：性寒，味甘，无毒，入心、胃经。清热解毒，消暑除烦，止渴健胃，利水消肿。具有增强食欲，降血脂、降胆固醇，抗过敏、抗菌、抗病毒，保护肝脏等作用。绿豆性寒，体虚寒者不宜多食或久食，脾胃虚寒泄泻者慎用。

麦冬：味甘、微苦，性微寒，入肺、心、胃经。功能养阴生津，润肺清心。适用于肺燥干咳、虚劳咳嗽、口渴喜饮、心烦眠差、大便秘结之症。另外麦冬还具有"美颜色，悦肌肤"之效。

山楂：性平，味甘涩，入脾、胃、肝经。对吞酸、泻痢、腰痛、疝气、产后儿枕痛、恶露不尽、小儿饮食停滞、产后瘀滞腹痛有治疗作用。有降血脂、降血压、杀菌抗炎、促进消化、防癌抗癌、祛痰平喘及强心等功效。本品味酸，食用过多使人嘈杂易饥、损齿，脾胃虚弱者慎用。

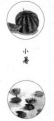

苦瓜菊花粥
（夏，清热解毒）

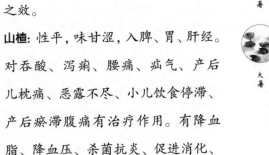

苦瓜不苦疗泻痢

夏季也是消化系统疾病的高发期，但不同于春季。春季因天气乍暖还寒，气候变化无常，所以胃病患者较多，而到了夏天来医院就诊的多是肠道疾病的患者。痢疾就是比较典型的一种夏季肠道疾病。《素问·太阴阳明论》有云："食饮不节，起居不时……下为飧泄，久为肠澼。"痢疾的发病主要是因为不注意饮食卫生，或与痢疾患者密切接触，从而引发痢疾。儿童的发病率高于成人，所以在此提醒家长们，到了夏季要多注意饮食卫生，尤其是生冷的食物，要保证食物的新鲜和干净，冰箱久存的食物最好不要吃。

到了夏季，不妨吃一些苦瓜菊花粥，即用苦瓜、菊花、粳米和少量冰糖熬制而成。此粥有清暑热的功效，还可止痢疾解毒，特别适于中暑、痢疾患者服用，也可起到预防作用。还要特别提醒一下，喝粥时要忌食一切温燥、麻辣、厚腻之物，如大蒜、辣椒、胡椒、茴香、酒、韭菜等。

原料：苦瓜100克，菊花50克，粳米60克，冰糖适量。

做法：将苦瓜洗净后去瓤，切成小块备用。粳米洗净，菊花漂洗干净后，二者同入锅中，倒入适量清水，用武火煮至水沸。将苦瓜、冰糖放入锅中，改用文火继续煮至米烂熟时即可。

用法：早、晚各温服1碗，连服2天。

适宜病症：中暑、痢疾

适宜证型：肠胃客热

方解：

君：苦瓜、菊花——清暑热、止痢疾

臣：粳米————健脾和胃

使：冰糖————调和本品

功效：有清暑热、止痢解毒之效，适于中暑、痢疾等症。

注意事项：喝粥时，忌食一切温燥、麻辣、厚腻之物。

西瓜粥

（夏，清热解暑）

甜西瓜做粥汤

西瓜是夏天人们最常吃的水果。在炎热的午后或晚饭后，吃几块甜甜的西瓜，可谓解暑又消渴。其实早在宋代，人们就已经知道西瓜可以消暑气了。"拔出金佩刀，斫破苍玉瓶。千点红樱桃，一团黄水晶。下咽顿除烟火气，入齿便作冰雪声。长安清富说邵平，争如汉朝作公卿。"这就是宋代著名的民族英雄及爱国诗人文天祥的《西瓜吟》。

吃西瓜的历史虽悠久，但是西瓜的吃法还是仅局限于榨汁喝和直接切块吃。我本人是很喜欢吃西瓜的，所以想出来了"西瓜粥"这一吃法。西瓜可以清热解暑、止渴、利尿降压，所以西瓜粥也特别适合血压高的患者服用。

原料：西瓜 1000 克，西米 1000 克，橘饼 20 克，冰糖 100 克。

做法：西瓜去瓤籽，切成小块；橘饼切成细粒；西米泡胀，沥干水。将西瓜、橘饼、冰糖放入锅中，加适量清水煮沸，下入西米稍煮一会儿即成。

用法：早、晚各温服 1 碗，隔日 1 次，3 次为 1 个疗程。

适宜病症：喉痹

适宜证型：热伤津液

方解：

君：西瓜——清暑开胃、生津止渴

臣：西米——温中健脾、补肺化痰

佐：橘饼——理气止痛

使：冰糖——调和本品

功效：清热解暑，除烦止渴。用于治疗喉痹。

蟹肉冬瓜粥
（夏，利尿消肿）

慢性肾炎好粥道

现在肾病患者越来越多，还主要集中于急、慢性肾炎。从中医学的角度来讲，肾病是由于外邪侵袭，或劳欲过度，久病耗伤精气等所致。在《素问·脏气法时论》里提到："肾病者，腹大胫肿，喘咳，身重，寝汗出，憎风，虚则胸中痛，大腹小腹痛，清厥，意不乐。"这是肾病的主要表现，而肾炎则是肾病中比较常见的一种，多发于青年人，大多因为工作压力大、繁忙，经常憋尿，从而尿液重新进入循环，久之就积成了病。肾病最典型的就是水肿。一般肾病患者都有不同情况的水肿，常从眼睑开始，严重者则波及全身，出现胸水、腹水等。因此肾病患者的饮食是非常重要的，合理的膳食可作为辅助治疗。

对于一些急、慢性肾炎患者，在康复过程中可以吃些蟹肉冬瓜粥。蟹肉性寒，味咸，有清热解毒、补骨添髓、养筋活血、利肢节、滋肝阴、充胃液之功效。而且蟹肉含有丰富的蛋白质，对身体也有很好的滋补作用。但是螃蟹不可与柿子、橙子、荆芥、枣、梨、蜂蜜、石榴、香瓜、花生同食，故选用冬瓜和螃蟹一同做粥，既营养又有消肿利尿的作用，特别适合肾炎患者服用。

原料：蟹肉100克，冬瓜120克，大米、姜丝、葱末、精盐、味精、料酒、麻油各适量。

做法：蟹肉洗净，斩成块；冬瓜切块。大米掺水烧沸，加入蟹肉、冬瓜、姜、葱、盐、料酒熬煮成粥，调入麻油、味精即可。

用法：早、晚各温服1碗，每周2次。

适宜病症：肾炎水肿

适宜证型：肾阳虚衰

功效：利尿消肿、清热散血、补肾填髓。对于肾炎水肿有很好的疗效。

注意事项：蟹肉不可与柿子、橙子、荆芥、枣、梨、蜂蜜、石榴、香瓜、花生同食。

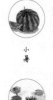

扁豆胡萝卜粥

（夏，健脾和胃，顺气消积）

婴儿爱流口水多属正常生理现象，但如果是成年人爱流口水就需要留意了。

曾有位邻居告诉我，她的爱人晚上睡觉总爱流口水，第二天一早总是湿了枕头，有时看电视或看书时也会不自觉地流口水，问我该怎么办。我简单询问了一下，得知她的爱人形体偏瘦，稍微多吃点，大便中即有不消化的残渣，且多不成形，还易出汗，并没有其他不适。我告诉她这应该是由于脾虚造成的。

从病理的角度上讲，面部肌肉问题（如面神经麻痹、中风）、面部肌肉松弛，或是口腔内腺体不受神经支配（如药物导致的迷走神经过度兴奋），都可能导致成人在睡觉时流口水。此外，口腔溃疡、咽疼、牙龈问题，都可能刺激口腔内腺体分泌，导致口水增多，在睡觉时就易流口水。

除了疾病导致的因素之外，中医学认为成人流口水最常见的原因是脾虚。脾主肌肉，开窍于口，脾虚则人的面部肌肉易松弛，口腔内腺体分泌物增多，睡觉时不能自主咽下口水，自然也就易流口水。

脾虚首先和饮食不节有关，饮食不规律、暴饮暴食或饥一顿饱一顿，都可能导致脾虚。此外，过多食用寒凉、生冷或是肥甘厚味、难以消化的食物（如甜食或油腻的食物等），也容易伤脾。因此，睡觉时爱流口水的成人，饮食上要有规律，多吃健脾的食物，例如薏苡仁、莲子、粳米、芡实、山药、扁豆、豇豆、胡萝卜、香菇、大枣、栗子等。

给大家介绍一个简易的健脾食疗方——扁豆胡萝卜粥，只需胡萝卜、扁豆、粳米即可。此粥具有健脾和胃、顺气消积的功效，还适用于胃肠不和、食少呕逆、慢性腹泻等病症。其中扁豆为甘淡温和的健脾化湿药，特别适宜脾虚便溏、饮食减少、慢性久泄，以及妇女脾虚带下、小儿疳积（单纯性消化不良）者食用，同时适宜夏季感冒挟湿、急性胃肠炎、消化不良、暑热头痛头晕、恶心、烦躁、口渴欲饮、心腹疼痛、食欲不佳者服食。另外，扁豆有显著的消退肿瘤作用，肿瘤患者常吃扁豆，有一定的辅助食疗功效。胡萝卜对人体具有多方面的保健功能，被誉为"小人参"。其功效为补中气、健胃消食、壮元阳、安五脏，适用于小儿营养不良、水痘，还可用于胃痛、便秘、高血压、夜盲症等。胡萝卜不仅营养全面，还有维护上皮细胞正常功能、防治呼吸道感染、促进人体生长发育等重要功效。长期吸烟的人，每天如能饮半杯胡萝卜汁，对肺部有很好的保健功效。

需要注意的是，扁豆中含有毒蛋白、红细胞凝集素以及能引发溶血症的皂苷，只有经高温后方可被破坏，故食用扁豆时，应彻底加热，否则可能出现食物中毒现象。胡萝卜素和维生素 A 是脂溶性物质，应用油炒或与肉类一起炖煮后再食用，更利于吸收。需注意本方不能与酒同食，因为大量的胡萝卜素与酒精一同进入人体，会在肝脏中产生毒素，导致肝病。

小暑

大暑

养在二十四节气

110

原料： 胡萝卜、扁豆各 60 克，粳米 100 克。

做法：

1. 先将扁豆泡胀，胡萝卜洗净、切丝。

2. 粳米淘洗干净，然后同扁豆、胡萝卜丝一起放入锅内，加水 1000 毫升，煮粥如常法，粥熟即可食用。

用法： 早、晚各温服 1 碗，连服 3 天。

适宜病症： 食少呕逆

适宜证型： 胃肠不和

功效： 本粥具有健脾和胃、顺气消积的功效。适用于胃肠不和、食少呕逆、慢性腹泻等病症。

注意事项： 食用扁豆时，应彻底加热，否则可能出现食物中毒现象。另外本品不能与酒同食，可能引发肝病。

海带冬瓜豆瓣汤
（夏，消暑利水）

不再焦虑 甲减无忧，

　　曾有一位甲状腺术后导致终身性甲状腺功能减退的患者，她每年夏天的时候都特别不好过。按道理来说，夏天能促进人体新陈代谢，对于甲状腺功能低下这种代谢性缓慢的患者来说，夏天会比较好受，但她却恰恰相反。每年一到夏天，她就会开始全身轻微水肿，而且还头晕、嗜睡、反应迟钝、记忆力明显减退，十分影响她的工作。上班时因为经常出现错误，屡屡被上司、同事们批评，于是她心里特别痛苦，后来还因此得了轻度的抑郁症。

　　夏天出现水肿、嗜睡、反应迟钝，从中医学的角度来说，常见于脾气虚、脾不健运的人。脾不健运是由于手术、劳累、年老、饮食不节等因素，损伤了脾胃之气，导致脾气虚弱，使脾脏的功能异常。脾最主要的功能就是运化水谷精微，也就是负责消化、吸收食物，然后经过自身的气化作用，把营养物质通过血液循环系统输布至全身。当脾不健运时，人的消化吸收功能就会减弱，血液循环里的营养物质就会减少，故见消化不良、嗜睡、反应迟钝、记忆力下降等。当身体长时间处于这种营养不良状态时，就会影响新陈代谢，使血液循环变慢，从而容易水肿。脾气虚弱，虽然皆能见于四季，但在夏季更为明显，尤其是农历六七月份，气候潮湿，脾喜燥恶湿，脾气虚弱而失健运的表现则会加重。

遇到类似这位患者的情况，医生一般会给予兴奋剂，亢奋其机体。但这是一个治标不治本的方法。想想看，当她不吃这些兴奋性的药物或者食物时，呆滞、水肿症状还是会出现，而且长期吃这些药物，对脾胃的刺激更大，脾胃功能只会越来越差。

理论上，这类患者，治疗应以健脾益气利湿为主，但考虑到她已经有精神方面的障碍，如果再给她吃中药，肯定坚持不下去。虽然脾胃病不会致命，但是对身体的影响会越来越大，于是我建议她回家煮海带冬瓜豆瓣汤服用。甲减患者多吃海带对病情缓解是很有好处的。

这个汤材料简单，只需浸发海带、去皮冬瓜、去皮蚕豆瓣和调料即可。如果买不到去皮的蚕豆瓣，可以买干的蚕豆，然后泡水过夜，再把皮去掉备用即可。也可以将干蚕豆放入陶瓷或搪瓷器皿内，加入适量的碱，倒上开水焖1分钟，即可将蚕豆皮剥去，但去皮的蚕豆要用水冲净以除其碱味。

此汤味道清爽，具有很好的消暑利水功效。除了甲状腺功能减退所致的低代谢综合征以外，还适用于高血压、高血脂患者，以及中暑烦渴、水肿、汗多、头痛头晕等患者。冬瓜和海带都有很好的利尿作用，加上蚕豆健脾的效果很好，所以喝几天以后，能明显感到排尿变多，水肿情况改善。

小暑

大暑

养在二十四节气 ◆

原料：浸发海带60克，冬瓜250克，去皮蚕豆瓣50克，调料适量。

做法：

1. 先将洗净切成片状的海带和蚕豆瓣一起下锅，用香油炒一下，然后添加200毫升水，加盖煮沸。

2. 待蚕豆将熟时，再把切成长方块的冬瓜和盐一起放入锅中，冬瓜烧熟即可。

用法：配餐服用，适量。

适宜病症：中暑烦渴、水肿、汗多、尿少、头晕头痛

适宜证型：暑湿困脾

方解：

君：海带、冬瓜——清暑利尿

臣：蚕豆————健脾消肿

功效：此汤具有消暑利水的功效，除了甲状腺功能减退所致的低代谢综合征以外，还适用于高血压、高血脂的患者，也适合患有中暑烦渴、水肿汗多、头痛头晕者。

注意事项：蚕豆过敏者勿服，或不放蚕豆亦可。

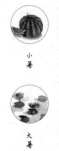
西红柿丝瓜汤
（夏，清热解毒）

湿热暑天要吃苦

　　繁花似锦的夏季总是让人又爱又恨，之所以这么说是因为夏季有枝繁叶茂的绿树，还有争奇斗艳的花朵，再加上艳阳高照，让人不自觉地想外出游玩、赏花，或是观景游览。到了夏天，各种蔬菜、水果琳琅满目，食物的选择性也很多。但是夏季的气温比较高，接近人的体温，尤其到了三伏天，会更加潮湿，感觉皮肤无法呼吸，人的机体会出现多种不适。虽也有大雨倾盆的时候，可往往下雨过后是更加潮湿的空气。如今人们的工作都比较忙碌，在炎热的夏天更加容易上火，心情烦闷、急躁。中暑成为夏季的常见病症，这又让人们对夏天多了几分"恨意"。

　　由于夏季的特点是高温、酷暑、潮湿，所以中医学上讲夏季的饮食原则要以清淡、清暑、祛湿为主。要适当吃些苦味食物，如苦瓜，其性寒味苦，有降邪热、解疲乏、清心明目、益气壮阳之功。但是有些人不喜欢苦瓜的苦味，则可以选择吃丝瓜，西红柿丝瓜汤就是不错的夏季养生小方。其原料非常简单，而且是夏季里比较便宜的蔬菜，丝瓜的青绿色配上西红柿的橘红色，葱花做点缀，这样一碗汤放在夏季的饭桌上，食欲怎能不来呢?

丝瓜又叫天丝瓜、布瓜。性味甘苦，清凉微寒，瓜肉鲜嫩，做汤或炒肉均可，它具有清热化痰、凉血解毒、解暑除烦、通经活络的作用。西红柿性微寒，味甘酸，有生津止渴、健脾消食、凉血平肝、清热解毒之功效，它的多种营养成分还有防衰老、抗癌的功效。二者合为一汤而用，有清热解毒、消除烦热的功效。可谓经济实惠，汤到暑除!

原料: 丝瓜1根，西红柿2个，葱花适量。

做法: 先将西红柿洗净，切成薄片，丝瓜去皮、洗净、切片。锅中放入熟猪油烧至六成热，加入鲜汤500毫升烧开，放入丝瓜片、西红柿片，待熟时加入胡椒粉、细盐、味精、葱花调匀即可。

用法: 早、晚餐前温热服用，每周2次。

适宜病症: 烦闷、咽干、口渴

适宜证型: 暑热证

功效: 本品具有清热解毒、消除烦热的功效。因暑热引起烦闷、口渴、咽干者服之有效。

菠菜银耳汤
（夏，养胃，清热泻火）

银耳润肤，甜咸适宜

我们都知道银耳是女士们的最爱，女士们之所以宠爱银耳还要从它的食疗价值来说。从中医学角度来看，银耳入肺、胃、肾经，可滋阴润燥、益气养胃、补肾、润肠、和血、强心、壮身、补脑，对肺热咳嗽、干咳、痰中带血、胸胁疼痛、肺痛、大便秘结、妇女月经不调均有治疗效果。从营养学上讲，银耳营养价值非常丰富，含有多种维生素、氨基酸、葡萄糖、木糖、葡萄糖醛酸，以及脂肪、蛋白质、硫、磷、镁、钙、钾、钠等。此外它还具有天然的特性胶质，长期服用有美容润肤的功效。所以银耳自然而然地成为女士们以内养外的美容佳品。

一般我们吃银耳都喜欢做冰糖炖银耳，对于一些不喜欢吃甜食的人，冰糖炖银耳就不是首选了，可以试试菠菜银耳汤。既可以滋阴养胃，又可以清热泻火，而且做法很简单。之所以选择将银耳与菠菜搭配做汤，同样也是由于菠菜的营养价值。菠菜含有蛋白质、脂肪、粗纤维及多种维生素，具有通肠导便，防治痔疮，促进生长发育、新陈代谢、洁肤抗衰老等食疗功效。从中医学角度讲，菠菜性凉，味甘辛，入肠、胃经，可止渴润肠，滋阴平肝，助消化，主治高血压、头痛、糖尿病、便秘等。二者合用做汤可滋阴养胃，清热泻火。

在此还要特别提示一下，由于菠菜所含草酸与钙盐会结合成草酸钙结晶，使肾炎患者的尿色混浊，管型及盐类结晶增多，所以肾炎和肾结石患者不宜食用菠菜。

原料： 菠菜150克，银耳9克，精盐、香油各适量。

做法： 将银耳用水发透，洗净去蒂，放锅中，加水煮烂；菠菜去根，洗净，入开水中焯过，用凉水冲一下，再捞出切段，然后放入银耳汤内，煮开离火，加精盐、香油调味即可。

用法： 早、晚饭后或两餐之中，温热服用，隔日1次。

适宜病症： 干咳或痰中带血、胸胁疼痛、大便秘结

适宜证型： 肺热咳嗽

功效： 可滋阴养胃、清热泻火、润肠通便，是高血压、头痛、糖尿病、便秘等疾病的良好辅助膳食。

第三话　夏季饮食养生法

苦丁莲花洋参瓜饮料

（夏，清热，润肠）

一位患者曾向我咨询西洋参夏天是否适宜吃，如何吃？他觉得参是补品，不知道夏天吃是否会上火。其实西洋参味甘、微苦，性寒，能补气、养阴、清火，归心、肺、肾经。它可用于气虚阴亏、内热、咳喘痰血、虚热烦倦、消渴、口燥咽干等病症。因此夏季服用西洋参也不会上火。他听了还是有些半信半疑，就让我给他开一个夏天可以安全食用西洋参的方子。我便建议他将西洋参做成茶饮料来喝，用西洋参、西瓜翠衣、苦丁茶、莲花4种原料做成苦丁莲花洋参瓜饮料。

苦丁能清热除烦、养阴生津，西瓜翠衣有消暑的功效，而莲花有清凉解暑、止血、治泻痢、降火气、除寒湿、补身、健胃的功效。以上4种原料同用，有补气益胃生津、养阳清热、润肠通便的功效，特别适用于汗出过多、心悸气短、口渴多饮、咽干口燥、大便秘结、小便黄等症状。有时候人们对一些药材和果蔬的药性了解不够，所以吃起来难免走入误区，要让人们懂得如何吃得健康，还需要努力普及这方面的知识才行。

原料：西洋参10克，西瓜翠衣150克，苦丁茶1根，莲花2克，荆花蜜适量。

做法：上药煎煮20分钟后去药、摇匀，加荆花蜜2勺即可。

用法：早、晚各服1碗。

适宜病症：汗出过多、心悸气短

适宜证型：津液亏损

方解：

君：西洋参、西瓜翠衣——补气养阴、清暑降火

臣：莲花——————————解暑除湿

臣＋使：苦丁茶——————清热除烦、养阴生津

功效：本品补气益胃生津，养阳清热，润肠通便，适用于汗出过多、心悸气短、口渴多饮、咽干口燥、大便秘结、小便黄等症。

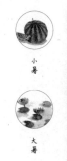

鸡丁马蹄荷叶西瓜盅

（夏，生津止渴，清热除烦）

越虚寒 吃冰吃冰，越吃

夏季很多家长都带着孩子来看肠胃病。他们都反映说孩子不爱吃饭，只知道喝冷饮、吃冰淇淋、吹空调来降温，胃口变得越来越差。

相信大家都听说过冬瓜盅，其色、香、味俱全，汤清澈味爽口，特别适合夏天饮用。夏天盛产香甜美味的西瓜，且其瓤也能入药解暑。若加上鸡丁、荸荠（俗称马蹄）、荷叶、莲子、龙眼肉、胡桃仁、杏仁等，其味道更为清香，而且还能治疗暑季烦躁、口舌生疮、咽喉痒痛。

鸡丁马蹄荷叶西瓜盅营养丰富，材料易取，做法也很简单。本品清香可口，鲜荷叶清香，杏仁稍酥脆，其他各料均很软烂。尤其适合那些夏天不爱吃饭，而且总是烦躁、口舌生疮、咽红痒痛的孩子。其中坚果类的食物可以补脑，荸荠清甜爽口，与西瓜都有清热除烦的作用，又有荷叶开胃醒脾，而且还有鸡肉，所以不用担心蛋白质不够。对于需要营养而不肯吃饭的小孩，或者是压力大的脑力工作者都是最合适不过的营养菜品了。

原料： 西瓜1个，鸡丁、新鲜莲子各100克，鲜荷叶1张，龙眼肉、荸荠各50克，胡桃仁30克，杏仁20克。

做法：

1. 将西瓜用清水洗净，于瓜蒂下端切开，切下的蒂为盖，挖去西瓜瓤后备用。

2. 把鸡丁、去心的莲子、龙眼肉、荸荠、胡桃仁、杏仁等材料放入西瓜盅内，将鲜荷叶盖紧西瓜切口处，盖上瓜盖。

3. 将盛有各种材料的西瓜放入大瓷盆中，置于锅内，隔水用文火炖3～4小时，离火，即可舀出食用。

用法： 每天1次，两餐之中服用，连服3天为1个疗程。

适宜病症： 口舌生疮、咽喉肿痛

适宜证型： 暑热烦躁

方解：

君：西瓜、莲子————————清解暑热、解心烦

臣：鲜荷叶、荸荠、杏仁————生津开胃、润咽喉

佐：鸡丁、龙眼肉、胡桃仁————养心安神

功效： 本品清香可口，鲜荷叶清香，杏仁稍酥脆，其他各料均很软烂。本品具有清热除烦、生津止渴的功效。适用于暑季烦躁、口舌生疮、咽喉刺痒疼痛等症。

夏

苏叶薄荷粥
（夏，清热解毒）

感冒是人们最常见的一种疾病，秋冬季节它就是常驻客。稍不注意，着了风，受了凉就会导致感冒。到了夏天，虽然不用再为受风寒感冒而困扰了，但还要小心暑湿型感冒。夏天一般室内都有空调，比较凉爽，而室外气温高，空气湿度比较大，在这一冷一热间很容易造成感冒。随着环境温度不断升高，喉咙也会感觉很干，脾胃失调导致燥咳。所以夏天要注意清除体内湿热，谨防湿热型感冒的发生。夏天若患了湿热型感冒，则可以喝苏叶薄荷粥，有助于更快痊愈。其原料为鲜苏叶、鲜薄荷、粳米、冰糖，熬煮成粥。

此粥具有清热解毒、清咽利喉的功效，适用于治疗风热、暑湿型感冒。要特别注意的是，仅限夏季食用，且不宜多食。苏叶发表散寒、理气和营，具有治疗风寒感冒、恶寒发热、咳嗽气喘等功效。薄荷性凉味辛，有宣散风热、清头目、透疹之功效。二者合用对治疗湿热型感冒效果明显。之所以不宜多服用，是因为两种药材都是偏寒性的，服多了易伤脾胃。

原料：鲜苏叶 15 克，鲜薄荷 15 克（干品 10 克），粳米 90 克，冰糖适量。

做法：

1. 先将苏叶、薄荷洗净，放入砂锅里，加水适量煎煮至汁浓时停火，过滤取汁。

2. 再将淘净的粳米入锅煮粥，将熟时，加入苏叶、薄荷汁和冰糖，再煮 3 分钟沸开即可。

用法： 每日 2 次，可于午、晚饭后凉服。

功效： 清热解毒，清咽利喉。适用于治疗风热、暑湿型感冒。仅夏季食用，不宜多食。

荷莲八宝鸭汤

（夏，补血，养心宁神）

某年夏天，一位住在南方的朋友告诉我，他的母亲自从天气转热后就开始出现烦躁不安、睡眠不好的现象，不但睡不踏实，血压也会升高，而且易心烦发火、眼睛干涩、头晕眼花、腰膝酸软、小便次多量少。

这其实是气血亏虚的表现，且大多数老年人体弱多病，到了春天最明显的感觉是"春困"，夏天最明显的就是"夏燥"，白天没精神，晚上睡不着。由于南方夏季气候炎热又多雨，暑热夹湿，常使人脾胃受困，食欲不振。因此需要用饮食来调补，增加营养物质的摄入，达到祛暑消疲的目的。营养物质应以清淡、滋阴食品为主，即"清补"。

于是我建议他可以炖些老鸭汤给母亲喝。老鸭是暑天的清补佳品，它不仅营养丰富，而且因其常年在水中生活，性偏凉，有滋五脏之阳、清虚劳之热、补血行水、养胃生津的功效。另外还可在汤中放些莲子、薏苡仁、荷叶、陈皮等。这几味简单的食材在一起就成了荷莲八宝鸭汤，具有滋阴补血、补肾调中、补脾益气、养心宁神的作用。

原料： 净鸭1只，鸭杂1副（切丁），瘦猪肉100克（切丁），瑶柱2粒（浸软撕丝），冬菇4只（浸软切丁），鲜莲子100克，薏苡仁50克，荷叶1小块，陈皮10克，料酒10克，鲜汤、植物油、淀粉、精盐、冰糖各适量，香油少许。

做法：

1. 将鸭洗净，抹去水，用料酒搓匀；另将鸭杂、猪肉用酱油、冰糖、精盐、料酒、淀粉调成的汁腌制10分钟；陈皮浸软去瓤。

2. 炒锅上火，放油烧热，放入鸭杂、猪肉、冬菇、莲子、瑶柱、薏苡仁炒匀，酿入鸭肚内，缝好开口，与陈皮、荷叶及鲜汤放入炖盅内，盖好盅盖，隔水炖约4小时即可。

用法： 早、晚各1次，配餐服用，连服5～7天为1个疗程。

功效： 滋阴补血，补肾调中，补脾益气，养心宁神。

【莲子】性平味甘涩，入脾、肾、心经，有益心补肾、健脾止泻、固精安神的作用。李时珍在《本草纲目》中称其"补中养神、益气力，久服轻身耐老，不饥延年，益心肾、固精气、强筋骨、补虚损、利耳目"。一般人都可以食用莲子，中老年人、体虚、失眠、食欲不振及癌症患者更适宜服用。莲子可以健脑，增强记忆力，提高工作效率，并能预防老年痴呆的发生。

【荷叶】味苦性平，能止渴、清暑，用于治疗产后口干、心肺烦躁，还能治腹胀、腹痛，既可入馔又有一定的药用价值。盛夏之时用鲜荷叶煮粥或煮茶食之，还能防治中暑。以山楂、荷叶共研细末，水煎代茶饮，即山楂荷叶茶，有降压消脂作用，适用于初期高血压、血脂增高及单纯性肥胖症。

【薏苡仁】药食同源，其味甘、淡、微寒，入脾、胃、肺经。薏苡仁的功效为利水渗湿，健脾、除痹，清热排脓，可治泄泻、湿痹、筋脉拘挛、屈伸不利、水肿、脚气、肺痿、肠痈、淋浊、白带等。常吃薏苡仁可祛湿、健脾。如果是脾虚者食用，可先把薏苡仁炒一下，这样没有那么寒凉，健脾效果更好。直接用薏苡仁煲汤煮水，其祛湿清热功效明显。薏苡仁还可以营养头发、防止脱发，并使头发光滑柔软；能使皮肤光滑，减少皱纹，消除色素斑点。其中含有丰富的蛋白质分解酶，能使皮肤角质软化，对皮肤赘疣、粗糙不光滑者，长期服用也有疗效。现代医学认为，薏苡仁还具有很好的抗癌作用。

【陈皮】性温味辛苦，具理气降逆、调中开胃、燥湿化痰之功。熬汤做菜，或是烹煮汤水，1片陈皮下锅，即可去腥解腻；出游前含上1片陈皮，可以舒缓腹胀、防止呕吐；简单冲泡1杯陈皮水，也能舒解胃气。1片小小陈皮，又干又瘪，却是功效多多，所以它与老姜、禾秆草并称为"广东三宝"。

【冬菇】味甘，性凉，有益气健脾、解毒润燥等功效。现代医学研究认为，冬菇含有多糖类物质，可以提高人体的免疫力和排毒能力，抑制癌细胞生长，增强机体的抗癌能力。此外，冬菇还可降低血压、胆固醇，预防动脉硬化，有强心保肝、宁神定志、促进新陈代谢及加强体内废物排泄等作用，是排毒壮身的最佳食用菌。

芦笋连珠
（夏，降血压，降血脂）

对于患有心脑血管疾病，或者是心脑血管疾病高危人群的高血压、高血脂患者，在夏天的时候，往往病情会相对较轻。中医学中认为，心为火脏，夏又属火，所以心脏在夏天的时候，有助于其功能的发挥。从现代医学角度来说，这与温度有很大关系。因为夏天天气热，人体为了散发体内的热量，血管相对于其他季节而言，处于一个较为放松的状态，血管壁变薄，血管内的血容量增多，有利于排汗和散热。另外一个方面，因为天气炎热，人体所需要消耗的热量就自然比其他季节要少得多，所以自然而然地进食较少，尤其是对油腻的肉食和味道厚重的东西，这样则使身体所吸收的脂肪与胆固醇减少，也间接减少了血中的三酰甘油和胆固醇。当然了，胆固醇高有时并非完全都是吃出来的，与代谢能力降低也有关。夏天因为不那么爱吃味道重的东西，加上排汗增多，盐的消耗量变大，同时盐的摄入量变少，这样有利于稳定高血压患者的血压。

在夏天这个阳光明媚的季节里，除了要多外出活动、按时按剂量服用相应药物以外，还可以吃些有益于心血管的美味食疗方，还可以降血脂、降血压。

贵为"龙须菜"的芦笋，在春末夏初时最为鲜嫩爽口了。在初夏的时候，可以吃芦笋连珠，既应季，又开胃。所需材料主要有新鲜嫩芦笋、甜玉米粒、去心莲子、火腿末，以及精盐、味精、湿淀粉、高汤适量。这道佳肴味道鲜香，莲子、玉米和芦笋吃起来都别有一番清口味道，男女老少均可食用。

原料：嫩芦笋250克，玉米粒150克，莲子100克，火腿末5克，精盐、味精、湿淀粉、鸡油、豆芽汤适量。

做法：

1. 将芦笋切成段，下锅加清水、味精、精盐烧几分钟，取出抹干，分3行排在盆内。

2. 鲜莲子去黄衣，捅出莲心，与玉米粒同时下锅，加入豆芽汤、精盐，待烧至入味后，用湿淀粉勾芡，加鸡油推匀，淋在芦笋上，撒上火腿末即成。

用法：早、晚配餐或两餐之中温热服用，7天为1个疗程。

功效：芦笋有抑制高血压、防止血管硬化的作用；玉米含不饱和脂肪酸，具有调中开胃、降血脂的作用；莲子补肾固精，养血安神。三者相配成菜，对高血压、高血脂、心脏病、动脉硬化等有很好的辅助治疗作用。老年人常吃可延年益寿。

三七木耳汤

（夏，开胃，强身）

夏属阳，为火季，所以夏日天气炎热。心为火脏，故夏天对人体心脏的影响较大，且夏天补心效果比其他时间都要好，所以补心是此季节的进补原则。《黄帝内经》认为，心主血，在中药里有活血化瘀作用的药物，如田七、丹参等，既能清热凉血，又可活血祛瘀，是治疗心血管疾病的良药。

三七，被历代医家视为药中之宝，《本草纲目拾遗》有记载："人参补气第一，三七补血第一，味同而功亦等，故称人参三七，为中药之最珍贵者"。故三七有"金不换"之说法。传说古时，有个叫张小二的小伙子，得了一种叫"出血症"的怪病，不仅口鼻流血，而且大便时也出血。眼看着小二生命垂危，家里人都很着急。一天，小二家门口来了一位姓田的郎中，家人忙上前求医。田郎中观病后，开了一种草药的根，交代小二家人将其研成末后给患者吞服。家人半信半疑地按要求将药研末并让小二服下。小二服用后不久，血就被止住了，病即痊愈。全家皆大欢喜，表示要重谢田郎中，郎中却推辞了，临走时，他拿出一些种子，让张家种上。

又过一年，当地知府的独生女儿也得了出血症，百药无效。知府遂命人贴出告示："谁能治好女儿的病，年长者赏赐千金，年轻者招为女婿。"张小二正好看到告示，心想知府千金应该是患了和自己去年一样的病。如今家中种的那棵树已经长出来了，根应该可以用来医治知府千金的病。于是他揭下告示，带上树根磨成的粉末来到知府家中。他按照自己的服用方法将药末给小姐服下。不料1个时辰未到，小姐竟去世了。知府大怒，马上将张小二羁押审讯。张小二无奈，说出了自己的治病经过。知府立即派人捉拿田郎中，并欲定田郎中"谋财杀人"之罪。田郎中不服，申辩说："此草药对各种出血之症均有效，但必须是生长3~7年的树根才行。张小二所用的药才长了一年，时间太短，根本达不到药用功效，当然救不活小姐的性命。"知府不信，认为田郎中是在逃避罪责。情急之下，只见田郎中要来一把利刀，在自己的大腿上深深划了一刀，顿时血流如注，众人皆慌。田郎中不慌不忙地取出自己带的药末，内服外用，很快便血止痂结。知府终于信服，遂放了田郎中，也未再追究张小二的罪责。后来，人们便开始用这种药治各种出血症，并把药命名为"田三七"（田是郎中的姓，三七是让人记住这种药必须生长3~7年才能用）。

一般三七种植3年以上即可收获。在七八月份开花前收获的称"春七"，质量较好。若7月份摘去花薹，到10月份收挖更好，称"秋七"。12月至翌年1月结籽成熟后收获的质量较差，称"冬七"。收获前1周，在离地面10厘米处剪去茎秆，挖出全根。

三七几乎全株都可以入药，其中三七花、三七头（一般会切成片或被磨成三七粉）、三七根都是药用价值极高的。三七花，是整株三七中药用价值最高的，三七皂苷含量最高达13%以上，当然年份越长的三七越好，如三年花、四年花等，主要用于降血压、降血脂。三七头，也就是三七的根头部，药用价值仅次于三七花，主要用于心脑血管疾病。而三七根，植于三七土部，性味苦涩，性凉，功用理气、收涩、消肿，治痢疾、腹泻、喉炎、劳伤、跌打损伤、红肿疼痛等。

三七的味道比较浓烈，非常适合与肉类一起炖服，如三七木耳汤。需要材料有白木耳、三七片、丹参、灵芝、干香菇、留核南枣、猪展肉、陈皮、精盐。如果炖汤的话，可以把灵芝拿去中药房切成片用。南枣核有宁神功效，故无需去核。

猪展是广东话的说法，就是指猪腿上的肌肉。一般炖肉汤的时候，大家都喜欢把肉切成小块炖，让汤的肉味更香浓，但是猪展肉就是要一大块煮，不要切小块。因为猪展肉筋比较多，如果把其切小块炖，会影响肉的质感。如果想喝汤吃肉，可以炖完把肉拿出，然后再切片。

这个汤味道清甜，具有健脾开胃、活血化瘀、养气补心、补血强身、增进食欲的作用，对于中老年人，尤其是对患有高血脂、冠状动脉粥样硬化性心脏病的人有很好的辅助治疗作用。汤里的三七、丹参共用具有很好的凉血化瘀作用，配合灵芝、香菇、白木耳这些菌类，可以加强人体抵抗力，促进食欲。

以上的汤固然好，但对于素食者，灵芝三七檀香小麦汤更为适合。这个汤里没有肉，只需要去药房买灵芝30克，三七片5克，檀香5克，浮小麦30克即可。做法也很简单，将上述诸料洗净加入清水1200毫升，浸泡1.5小时，煎煮45分钟即可。此汤具有养心降脂、行气止痛、活血通脉之功效。但本汤需要长期服用，每日2次，每次约250毫升，才能发挥理想的效果。

原料： 白木耳25克，三七10克，猪展肉300克，陈皮1片，丹参10克，灵芝30克，干香菇15克，留核南枣10枚，精盐适量。

做法：

1. 将猪展肉洗净，切块，汆水捞起备用。

2. 把三七洗净，用刀背拍裂；干香菇用清水泡软，去泥根；白木耳浸软，洗净；灵芝、丹参、南枣、陈皮洗净。

3. 砂锅或陶瓷锅中加水，煮沸，将上述原料全部放入锅中，炖3个小时左右，加入盐调味即可。

用法： 早、晚餐前温热服用，隔日1次，5次为1个疗程。

功效： 健脾开胃，补血强身，增进食欲。

夏日补肾粥汤

肾虚夏日莫轻视

夏为火季，肾为水脏，而在中医五行理论中，水克火，但也有火反悔水的时候，尤其当水弱火旺之时，如夏天因为火气得令，对于那些肾虚的患者，不适症状就会开始出现，一直到长夏（即农历的7月左右）季节，土气得令，土又克水，肾虚患者的症状则会加重。当然，五行理论中，反悔的力量远弱于直接的相克，所以要在症状刚开始出现，甚至还没有出现的时候，就开始扶弱消强，以免病情加重，这也是未病先防的一个治疗法则。

肾虚可分为肾阴虚、肾阳虚、肾气虚、肾阴阳两虚等证型。但肾虚，不论是哪种证型，都会出现疲乏无力、腰膝酸软等症状。肾属水，中医学中认为，肾主人一身之水，也就是阴精，故在肾虚的多种证型中，在夏天以肾阴虚的症状最为明显，病情也最为严重。肾阴虚证主要表现为失眠烦躁，手足心、骨蒸发热，汗多（尤其是夜间睡眠时），心悸头晕，性欲过盛、滑精早泄等。这是因为夏天的火，会使人体随着大自然而阳气生发，所以夏天人的阳气相对比阴精要多一些。对于本身就是阴虚的患者却是很不利的，因为体内过多的热会灼伤阴液，使得阴液变少。阳气过盛，就会逼迫汗液外流，加上阴虚，导致无法发挥应有的收敛作用，所以汗出多，而且是夜间更为明显。失眠烦躁，手足心、骨蒸发热、头晕目眩都是阳气旺盛，阴虚不足以敛阳，导致阳亢的表现。

对于肾阴虚的患者，除了要吃中药以补阴精以外，还要配合良好的饮食、有规律的休息。在饮食方面，应该多喝水，适当多吃一些滋阴补肾的黑色食物，如黑豆及黑豆制品、黑芝麻、胡桃仁、海参，而且要少吃辛辣之物。芝麻胡桃豆皮粥就特别适合这类患者在夏天经常食用。粥里面有黑豆皮（也就是黑豆衣，中药房有卖）、黑芝麻、胡桃仁、龙眼肉、粳米。很多人会问，龙眼肉不是性温，容易上火的吗？殊不知，龙眼肉是最好的养血益脾、补心安神食物。虽然它不入肾精，但是中医学讲精血同源，除了要用入肾的黑色食物，也要配合更好的补益阴血的食物，才能发挥更好的作用。但是记得要少放，毕竟还是有助阳的作用。

喝此粥时一定要就着少许咸菜。因为咸入肾经，可以帮助各味食疗物品的效用抵达肾脏，以加强疗效。如果想作为治疗之用，则需要按疗程服用，每天晚餐前喝1小碗，5～7天为一个食疗疗程。

除了肾阴虚以外，我在临床上也见到一些在夏天出现肾阳虚的患者。这种肾阳虚的情况，多见于老年人以及体虚的妇女。肾阳虚主要表现为水肿、困倦畏冷、关节冷痛、四肢厥冷、性欲减退等。夏天的时候，这些患者的症状不一定会那么明显，但到了长夏季节，因为天气潮湿，气温也相对开始降低，其症状才会开始显现出来。

对于肾阳虚的患者，可以从夏天农历六月开始吃一些温补肾阳的食物，例如玉米、栗子、动物骨髓、鹿肉等。但是由于夏天天气炎热，在补的时候，绝对切忌壮补、大补肾阳，否则容易助内热，引起其他问题。推荐食用鸽蛋莲子巴戟汤，以温补肾阳。其原料有鸽蛋、莲子、巴戟、怀山药、冬虫夏草。此汤有补肝肾、强筋骨的作用，适用于肾虚气虚、腰膝酸软、疲乏无力、心悸、性欲寡淡、阳事不举、头晕等症。

芝麻胡桃豆皮粥（夏，补脾肾）

原料：黑豆皮、龙眼肉、黑芝麻、胡桃仁、粳米，各适量。

做法：将原料洗净，一同下锅，加入适量的水。先用武火煮开，然后用文火熬制 20 ～ 30 分钟即可。不要熬得太稠。

用法：每天晚餐前喝 1 小碗，5 ～ 7 天为 1 个食疗疗程。

功效：健脾温肾，对于脾肾不足引起的性欲寡淡、阳事不举、早泄等都有一定益处。

注意事项：喝此粥时一定要就着少许咸菜。因为咸入肾经，可以帮助各味食疗物品的效用抵达肾脏。

鸽蛋莲子巴戟汤（夏，补肝肾）

原料：鸽蛋 2 个，莲子 15 克，巴戟 20 克，怀山药 30 克，冬虫夏草 15 克。

做法：

1. 冬虫夏草洗净，切碎，备用。

2. 莲子、巴戟、怀山药洗净，与冬虫夏草、鸽蛋共入锅中，加水适量，煮熟即成。

用法：每天 1 次，睡前服用，7～10 天为 1 个疗程。

功效：补肝肾、强筋骨。适用于肾虚气虚、腰膝酸软、疲乏无力、心悸、头晕等。

夏日美味菌汤
三例

　　记得小时候，每当夏天我胃口不好时，母亲就会给我煮各种各样的蘑菇汤喝。印象当中，那时候的蘑菇汤真的很好喝，味道鲜甜而不腻，喝完以后，食欲大增，能多吃好多饭呢！长大以后，当自己对各种食材略有研究，才知道原来食用菌是一种非常有营养，而且具有很好的保健作用的食物。中医学讲，蘑菇具有益气强身、健脾开胃、脱疹杀虫、消痰等功效。现代研究也证实，蘑菇有提高机体免疫力、镇痛、镇静、止咳化痰、抗癌、通便排毒、降血脂血糖等多种作用。加上蘑菇本身含有多种蛋白质（氨基酸）、亚油酸，以及维生素及矿物质，而且这些营养物质容易被人体消化吸收，所以一年四季，尤其适合在胃口差的夏天食用。这样既可以给因为夏天吃得过少导致营养不良的人群补充身体所需的营养，又可以消痰开胃，提高身体消化吸收能力。

　　蘑菇是适合所有人群食用的，当然对蘑菇过敏的人除外，尤其是对于体弱的老人、小孩，以及工作劳累的上班族，若经常吃食用菌，能改变身体的体质，使自己更健康。

　　蘑菇的做法很多，如炖、炒、炸、煎、拌、煮汤等。夏天，因为天气炎热，大家都喜欢清淡而且及时补充水分的汤汤水水，所以就介绍以下3款汤,既简单,又合多数人的口味。

夏天比较新鲜而常见的食用菌有口蘑、草菇等。其中口蘑是一种非常受大众欢迎的菌类,因为其味道鲜美,口感细腻又爽滑,加上形状规整好看,价格在众多菌类中也不算贵。用口蘑配鲜贝等水产,味道更是鲜甜之极!一般用口蘑做汤,都不用另外再放味精,对身体很有好处。蘑菇扇贝汤的原料有鲜口蘑、新鲜扇贝、葱花、姜末、植物油、料酒、精盐、熟鸡油等。此汤开胃消食,滋阴补肾,和胃调中。其中口蘑有宣肺解表、益气安神的功效,扇贝肉有消痰化浊、滋阴补肾的作用。贝类软体动物中含有降低血清胆固醇作用的代尔太7-胆固醇和24-亚甲基胆固醇,它们兼有抑制胆固醇在肝脏合成和加速排泄胆固醇的独特作用,从而使体内胆固醇下降。其功效比常用的降胆固醇药物谷固醇更强。

夏天还有一种常见的蘑菇,名叫草菇。草菇其实是起源于广东韶关的南华寺中,300年前我国已开始人工栽培,约在20世纪30年代由华侨传到世界各国,是一种重要的热带、亚热带菇类,是世界上第三大栽培食用菌,我国草菇产量居世界之首。草菇营养丰富,味道鲜美,每100克鲜菇含207.7毫克维生素C、2.6克糖分、2.68克粗蛋白、2.24克脂肪、0.91克灰分。草菇中的蛋白质含18种氨基酸,其中必需氨基酸占40.47%~44.47%。此外,还含有磷、钾、钙等多种矿物质元素。草菇含有的一种特殊蛋白质有消灭人体癌细胞的作用。除此之外,它还具有解毒作用,当铅、砷、苯进入人体时,可与其结合,形成抗坏血元,随小便排出。所以在夏天多吃草菇,对身体很有益处,而且或多或少能帮助防止食物中毒。

草菇豆腐羹,更是鲜味一绝!原料用嫩豆腐、鲜草菇、面筋、熟笋干、任何一种绿叶菜(如生菜、白菜、油菜等),加精盐、味精、高汤或鸡汤、水淀粉、姜末、香油即可。此汤口感香软,容易消化,具有滋补养胃、防癌抗痛的作用。尤其适合胃肠功能弱的人,体弱的老人,以及生病食欲不佳的孩子食用。

此外,竹荪老鸭汤特别适合在炎热的夏天饮用,它具有很好的消暑利湿、补气养阴、润肺清热的功效。竹荪、老鸭都是属于性味偏凉的食物,所以夏天吃了也不容易上火。竹荪配肉煮汤,是最佳的配搭。买回来的干竹荪,要在烹制前先用淡盐水泡发，并剪去菌盖头（封闭的一端），否则会有怪味。注意剩下用不完的竹荪，一定不能放在日光直射的地方和高温潮湿的地方，而且开封后请尽快食用，以免受潮而变质。

夏天多吃蘑菇固然好，但是一定要注意食物卫生，去郊外游玩的时候，千万不要自行随便采摘野生蘑菇，以免中毒。选用超市购买的食用菌比较放心安全。

蘑菇扇贝汤（夏，开胃消食）

原料：鲜口蘑250克，新鲜扇贝6个，葱花、姜末各10克，植物油、料酒、精盐、熟鸡油各适量。

做法：

1. 先将新鲜扇贝冲刷干净，用快刀伸进壳内，割断连接物，揭开贝壳，剥出嫩白的鲜贝肉备用。口蘑洗净，切成厚片。

2. 开火，在锅里放油烧热，下葱花、姜末、料酒炝锅，再放入1000毫升左右的清水，加料酒，待水开后，放入精盐、蘑菇，用小火炖约10分钟，然后加入鲜贝肉，煮约5分钟，烧开后撇去浮沫。最后在起锅前，淋入熟鸡油，盛入汤碗即成。

用法：每日午餐或晚餐食用一次，连服5天。

功效：开胃消食，滋阴补肾，和胃调中。

草菇豆腐羹（夏，滋补养胃）

原料：嫩豆腐200克，鲜草菇100克，面筋15克，熟笋干50克，任何一种绿叶菜（如生菜、白菜、油菜等）50克，精盐、味精、高汤或者鸡汤、水淀粉各适量，姜末10克，香油少许，植物油适量。

做法：

1. 将笋干泡软数小时，然后洗净并切成小丁；把嫩豆腐和面筋切成小丁；鲜草菇择洗净，也切成小丁；绿菜叶洗净切碎待用。

2. 开火，在锅里放油，烧至八成热，下姜末炝锅，加入豆腐丁、草菇丁、面筋丁、笋丁，炒一会后再倒入高汤（鸡汤）。

3. 待烧开后，加入精盐、味精，放入绿菜叶，烧至主料入味，用水淀粉勾稀芡，淋入香油，出锅即可。

用法： 每日午餐或晚餐食用一次，连服5天。

功效： 具有滋补养胃、防癌抗痛的作用。尤其适合胃肠功能弱的人，体弱的老人，以及生病食欲不佳的孩子食用。

竹荪老鸭汤（夏，消暑利湿）

原料： 竹荪150克，老鸭1只（750克）。

做法： 把买回来的鸭子和竹荪泡洗好后，分别把它们各自切成块，然后用高压锅将鸭子烧至八成熟，再入竹荪，放精盐炖熟即可。竹荪加热时间不宜太长，否则会散掉，影响口感。

用法： 作为午餐和晚餐的配汤皆宜，每周1~2次。

功效： 具有消暑利湿、补气养阴、润肺清热之效，适合夏季汗出过多、乏力盗汗、补水不及时者经常服用。

第四话

◆秋季饮食养生法◆

秋季是继炎热夏季之后，向严寒冬季过渡的季节，天气逐渐变凉。秋季天气特点是秋燥，易耗气伤阴，发生感冒、肺结核、哮喘、消化系统疾病以及心理疾病等。俗话说"春捂秋冻不生病"，秋冻就是说秋季来临之时不要忙于添衣，避免过多地穿衣造成机体生热出汗，不仅伤及阴津，还使阳气外泄。

二十四节气中，秋季有立秋、处暑、白露、秋分、寒露和霜降6个节气。每年的这段时间，是继季夏之后消化科患者最多的时候。大多数患者或是因为受凉积食，或是贪凉导致腹泻。除此之外，患者还会有咽干、伤风咳嗽的症状。

对于这些患者，除了服药调理脾胃外，我通常会教他们做点利于缓解病情的小汤小粥，以帮助他们顺利恢复，要知道，药食同源，在服药的同时，以饮食辅助调理是非常利于康复的。下面我就介绍两个经常用到的汤品。

冰糖莲子羹

这个羹我们经常会在饭店里喝到，尤其是女士，因为它甜丝丝的，又很清淡，从医学角度看，这个羹还很容易消化吸收，能养脾胃。需要的材料有：去心莲子50克，适量的冰糖和水淀粉。做法也很简单，把莲子加适量水焖熟，用冰糖调味，水淀粉勾芡即成。

此羹口感清爽，略带甜味，是非常可口的，具有健脾补血、益气安神的作用。如果常吃这个羹的话，对于习惯性腹泻的治疗是很有帮助的。消瘦、胃口差、容易受凉而腹泻的人，服用一段时间以后，既可以改善症状，还能强身健体。如果是便秘、经常腹胀、消化不良的人，就不要吃这个莲子了，否则会使病情加重。

看到这里，很多人都有一个疑问，莲子为什么要去心呢？一般在市场买到的莲子，大多都是去心的，有没有这个莲子心，对煮出来的汤品效果会有多大影响呢？莲子性味甘、平，本身具有健脾、补气血、止泻止带、宁心安神的作用。而莲子心性味苦、寒，通常用来治疗心肾不交引起的失眠，或心火旺引起的心烦等。如果有心烦、失眠、多梦的症状，可以考虑加一点莲子心，但是脾虚腹泻的人，不应吃过于苦寒之品，否则容易加重症状。如果有必要搭配莲子心的话，可以少放一点儿，再加入一些大米，把这个汤煮成甜粥，这样既能使莲子心的苦寒之性有所缓解，又能与莲子一起作用，补益脾胃。

立秋

处暑

四宝粥

四宝粥，材料有龙眼、红枣、山药、薏苡仁各25克，糯米100克，适量水和冰糖，具有健脾益气、养血安神的作用。把龙眼、红枣、薏苡仁、糯米先用温水泡1小时左右，然后加水先煮至八九成熟，再加山药共煮成粥，以冰糖调味即成。

这个四宝粥，用的都是很普通、很常见的材料，但它的疗效却不一般，既有补益的作用，又不会补益过头。里面的龙眼、红枣、山药、糯米都是补益性质很强的食物，如果服用过多，容易导致胀气、上火。里面加上一味薏苡仁则使疗效完全不同，薏苡仁可健脾利湿、解腻去脂。因此，饮用这个粥一段时间后，就会发现自己睡觉变踏实了，尿量增多了，大便次数减少了，整个人的精神气色都会有很大的改善。

其实，贴秋膘是有讲究的。经过一个炎热的夏天，大家常常过食寒凉的食物来降温，在无形之中或多或少伤到了脾胃。而在这个似热非热、似冷非冷的季节，调养脾胃就显得格外重要。在这个时候把身体养好了，脾胃健康了，在接下来更冷的日子，才有条件和能力去吸收更多的营养物质，迎接冬天的到来。

孟秋饮食养生方案一览表

孟秋节气	立秋	处暑
饮食处方标准	饮食以清热生津为主，如莲子、芹菜、竹笋等	饮食宜养阴防燥，薏苡仁、鸭肉、草鱼等
饮食处方禁忌	饮食不能过于滋润，否则会有伤脾胃之嫌	忌辛辣、油腻之品，防止暑湿过重，累及脾肾

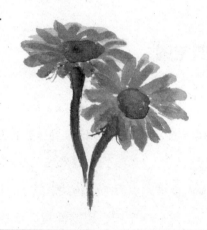

立秋

8月7日－9日

立秋预示着炎热的夏天即将过去，凉爽的秋天即将来临。

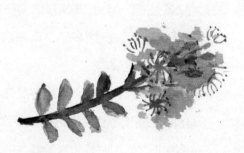

处暑

8月22日－24日

处是终止、躲藏的意思。处暑是表示炎热的暑天结束。

初秋（孟秋）从立秋到处暑，承夏热之余气，或久晴无雨，秋阳肆虐，温度较高，故有"秋老虎"之说。秋燥与温热结合可侵犯人体而出现咽干、腹泻等脾肺失调的症状，所以在这个时期，既要注意开始补充能量，又不能过于滋润，否则会有伤脾胃之嫌。

总体来说，孟秋时节生病的病因病机有以下三点。

（1）孟秋时节，暑气虽然逐渐消退，但是还会有高温天气，俗语说"秋老虎，毒如虎"，此时天气干燥，易出现咳嗽少痰、咽干不适、鼻燥口干、手足心热、大便燥结等症状。支气管扩张、肺结核等疾病在秋燥的作用下，也易复发或加重。

（2）俗话说"春困秋乏"，孟秋正值季节转换之际，脾胃失于运化、肺肾失于濡养，容易导致四肢乏力、昏昏欲睡、食欲不振、少食不饥。

（3）秋为肺主，肺母失于调摄、养护，则肾子亏乏，容易导致肾病反复发作，症见浮肿、口渴、小便不利。

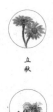

孟秋时节食材挑选举例

五谷：粳米、荞麦、薏苡仁、黄米

蔬菜：茼蒿、菠菜、芹菜、莴笋、竹笋

鱼虾、肉类：鸡肉、鸭肉、鹅肉、草鱼、对虾、甲鱼

水果：香蕉、猕猴桃、杨梅、草莓

调味品：柚子酱、草莓酱、西柚汁、苹果汁、香醋

饮食禁忌：辛辣、油腻之品

养生关键词：杨梅

杨梅：又名龙睛、朱红。功能是生津解渴，健脾开胃。常用于助消化、利尿、解渴、解酒。主治烦渴、吐泻、腹胀、水肿等症。

填精益气醋椒鱼

（秋，健脾开胃）

有一年暑假快结束时，一个江苏籍的学生给我带了几条新鲜的冰冻黄鱼和1瓶莼菜。说实话，由于暑假里学生们都放假回家了，夏天消化科的患者又特别多，所以门诊确实忙得让人喘不过气。加上夏天自己食欲也不是那么好，经过这1个多月的三伏天，我人都瘦了七八斤。眼看秋天来了，确实该好好进补调养一下，不然身体也会扛不住的。

那天下班回家之后，我把几条黄鱼好好清洗处理了一番，留下2条小黄鱼晚上吃，剩下的就放进了冰箱。想起还有1瓶新鲜的莼菜，不如做个莼菜黄鱼羹给家人和自己滋润一下吧。因为黄鱼的肉质特别鲜嫩，而且刺相对淡水鱼要少得多，所以非常适合烧汤。一般北方菜里为了避免鱼腥味，大多选择红烧或是酱烧的方法来吃黄鱼，其实我个人觉得，加了那么多调料在里面之后，都吃不出鱼的鲜味了。

2条小黄鱼加起来也就1.5千克的样子，我又切了点姜片、葱末、蒜泥，准备了一些绍酒、酱油、白糖、精盐、植物油、麻油和水淀粉。把莼菜沥净原汁，在铝锅里（由于莼菜含有较多的单宁物质，与铁器相遇会变黑，所以忌用铁锅烹制）用开水焯一下后立即捞出，盛在汤碗中。鱼炖好后起锅浇在装有莼菜的汤碗内，再淋上一点麻油即成。

这道莼菜黄鱼羹其实源于《开宝本草》，书中介绍说，莼菜能利湿和胃，黄鱼与之同煮服，健脾开胃、益气之功尤强，因此特别适用像我当时那样脾胃虚弱、少食不饥、倦怠乏力的人。

立秋

处暑

◆ 养在二十四节气 ◆

莼菜具有清热解毒、杀菌消炎、防治贫血、肝炎、益智健体的作用，这主要是因为莼菜的黏液中含有多种营养物质，有较好的清热解毒功能，能抑制细菌的生长，食之清胃火，泻肠热，捣烂外敷可治痈疽疔疮。黄鱼含有丰富的蛋白质、微量元素和维生素，对人体有很好的补益作用，对体质虚弱者和中老年人来说，食用黄鱼会收到很好的食疗效果。另外，黄鱼还含有丰富的微量元素硒，能清除人体代谢产生的自由基，延缓衰老，并对各种癌症有防治功效。中医学认为，黄鱼有健脾开胃、安神止痢、益气填精之功效，对贫血、失眠、头晕、食欲不振及妇女产后体虚有良好疗效。这道羹色泽青白分明，莼菜清香柔滑，鱼肉松软无刺，自然成为当晚餐桌上最受欢迎的菜。

几天以后，我又以黄鱼为主料做了一道醋椒鱼，也受到了家人的好评。醋椒鱼闻起来酸香鲜美，特别开胃，所以我们那天很快就把这条鱼给"消灭"掉了。

黄鱼虽然好吃，但毕竟是海物，海物多发，所以急慢性皮肤病、支气管哮喘、癌症、淋巴结核、红斑狼疮、肾炎、血栓闭塞性脉管炎患者忌食。还有，吃鱼前后忌喝茶。黄鱼不能与荆芥同食，否则会引起身体不适，也不能与荞麦同食。《食疗本草》指出："黄鱼不可与荞麦同食，令人失声也。"这是因为黄鱼味甘性平，有小毒，多食难消化，荞麦性寒难消，食之动热风，两者都为不易消化之物，同食难消化，有伤肠胃。

原料：黄鱼1条，香菜、葱、姜、胡椒粉、黄酒、麻油、味精、鲜汤、白醋、盐、植物油适量。

做法：

1. 黄鱼洗净后切花刀备用，葱、姜洗净切丝；油锅烧热，鱼下锅两面煎至见黄，捞出沥干油。

2. 锅内放少量油，油热后将胡椒粉、姜丝入锅略煸炒，随即加入鲜汤、酒、盐、鱼。

3. 烧至鱼熟，捞起放入深盘内，撒上葱丝、香菜；锅内余汤烧开后加入白醋、味精、麻油，搅匀倒入鱼盘内即成。

用法： 配餐服用。

适宜病症： 乏力、食欲减弱

适宜证型： 脾虚胃弱

功效： 健脾开胃，填精益气。

生津止渴蜜珠果
（秋，生津止渴，和胃消食）

汤药　酸酸甜甜也是

夏末秋初交替之际，天气总的来说还比较闷热，不过早、晚能感觉到温度已经有所下降。这个时候，有些人会因为之前夏天过食冷物而伤到脾胃，从而出现食欲不振。有些人会觉得天气比较湿闷，出汗也比夏天少了，所以就不太爱喝水。这些表现都是中医学所说脾气湿盛、脾不健运所致。而初秋恰恰又是调理脾胃的关键时间，如果这段时间不把脾胃调整好，身体会受到一定的影响。而且秋天气候比较干燥，如果水的摄入量不足，会出现身体干燥的症状。

这段时间天气还是比较闷热，大家肯定不乐意喝苦苦的汤药。有一个简单的方法，可以让大家不吃"苦"就把身体调理好。为大家介绍一道水果餐，不但营养丰富，而且还有生津止渴、和胃消食的功效，特别适合小孩和女士们食用。

需要的材料有：苹果、鸭梨、菠萝丁、杨梅干、荸荠、柠檬和蜂蜜。荸荠要煮熟后食用，因为它生长在泥土中，泥土里有大量的寄生虫会附着在荸荠的表皮与内部，如果不煮熟可能会引起寄生虫在体内滋生，所以荸荠要洗净去皮，切成两半煮熟后备用。把5种水果放在碗里，倒入蜂蜜和柠檬汁，略拌均匀后即可食用。

这个水果餐酸酸甜甜的，适合在早、中餐或者下午茶时食用。其中，苹果、鸭梨、荸荠都是应季的水果，都具有生津止渴的作用。加上其他水果，可以和胃消食，帮助脾胃消化，胃肠蠕动。这么多种水果，几乎含有所有人体所需要的维生素，还有大量的矿物质和微量元素，所以营养丰富，可以增强体质，并且能使血液碱性化。

秋天适当吃点水果，对身体是很好的。但是如果过量食用，会适得其反，容易因为水果偏凉而导致腹泻。这些水果糖分比较高，所以也不适宜大量食用。胃酸分泌旺盛的人，也不宜吃这些增强胃酸分泌、味道比较酸的水果，以免出现泛酸、烧心症状。

原料：苹果半个，鸭梨半个，罐头菠萝丁50克，杨梅干10粒，荸荠5粒，柠檬1个，蜂蜜20克。

做法：

1.苹果、鸭梨、菠萝洗净去皮，分别用圆勺挖成圆珠，荸荠洗净去皮、煮熟、切块，杨梅洗净备用。

2.把5种水果摆成喜欢的图案，食用时将蜂蜜和柠檬汁倒入水果之上即可。

用法：每天1～2次，隔日服用，3次为1个疗程。

适宜病症：咽干口渴、大便燥结

适宜证型：秋燥伤津、脾湿不运

方解：

君：苹果、鸭梨、荸荠——养阴开胃、祛湿除烦

臣：菠萝、杨梅、柠檬——生津止渴、祛暑清热

使：蜂蜜——————润肺生津、调和本品

功效：生津止渴，和胃消食。

注意事项：过量服用会适得其反，容易因为水果偏凉而导致泛酸、腹泻。

青萝卜老鸭汤

（秋冬，清肺热）

秋天万物开始凋零，天气开始凉爽，秋在四季气候中特点是"燥"，中医经典著作《温病条辨》记有"秋燥者，秋金燥烈之气也"。在医学上将秋燥分为温燥、凉燥两类，初秋多见温燥，深秋多见凉燥。因秋季日夜温差较大，风凉气燥，易令人生病，尤其是老幼、阴虚体弱者，易患感冒、呼吸系统疾病及因伤生燥的病症。因此应当补充一些能量，提高身体抵抗力，大家自然而然就会想到吃肉来补充。

一般的肉类，像秋冬季节比较受欢迎的牛、羊肉，都属于温燥食物。而秋燥耗阴伤精，阴虚体质的人在这个季节吃过多的牛、羊肉很容易导致上火、口腔溃疡、失眠、便秘等症状的发生。因此，秋季虽然要补，但是适宜吃些凉性食物。

鸭肉性微寒，味甘咸，能益五脏之阴，故能养阴血，清虚热，利水道，有除骨蒸痨热、消水肿、调和脏腑、平定小儿抽风、解丹毒、止热痢、生肌敛疮、止咳化痰等作用，故非常适合大多数人在秋天食用，更适合体内有热、上火的人食用，发低热、体质虚弱、食欲不振、大便干燥和水肿的人食之更佳。同时适宜营养不良、产后病后体虚、盗汗、男性遗精、妇女月经少、咽干口渴者食用，也适宜癌症、糖尿病、肝硬化腹水、肺结核、慢性肾炎患者食用。

中医学认为，老鸭具有很好的益气强身作用。加上鸭本身性寒的特性，所以多喝点老鸭汤，既能补身，又不容易上火。此外，鸭肉所含B族维生素和维生素E较其他肉类多，能有效防治脚气、神经炎和多种炎症，还能养颜，抗衰老。鸭肉中含有较为丰富的烟酸，它是构成人体内两种重要辅酶的成分之一，对心肌梗死等心脏疾病患者有保护作用。

鸭肉的烹调方法多样，但是味道最鲜的还是用来做汤。例如青萝卜老鸭汤，既香甜又浓郁。在做鸭汤的时候，选用的鸭子不宜过肥，否则汤会很油腻。购买的时候，应该选择比较瘦小的、摸起来比较"骨感"的鸭子。一般公鸭比母鸭要瘦，老的雄性水鸭脂肪较少，熬出来的汤更为鲜美。公鸭肉性微寒，母鸭肉性平，可以根据身体情况来选择用鸭。需要提醒的是，由于素体虚寒、受凉引起的不思饮食、胃部冷痛、腹泻清稀、腰痛、寒性痛经、肥胖、动脉硬化、慢性肠炎的患者应少食，感冒患者不宜食用。

立秋

处暑

原料：青萝卜 600 克，老鸭 1 只（约 2500 克），青花椒 1 克，陈皮 5 克，姜末 3 克，料酒、精盐、味精各适量。

做法：

1. 将鸭子宰杀，用沸水烫透全身后，去净毛、内脏及爪、尾，用清水洗净，切成小块，汆水备用。

2. 把青萝卜刮去外皮，去根，用清水洗净，切成滚切块；将陈皮用水浸软，洗净备用。

3. 把砂锅刷洗干净，加水适量，置旺火上煲沸，放入鸭肉块、青萝卜、陈皮、青花椒、姜末、料酒等材料，加盖，改用文火煲 4 小时，点入精盐、味精调味即成。

用法：早、晚饭后温热服用，隔日 1 次，3 ~ 5 次为 1 个疗程。

适宜病症：咽干喉燥、心烦不安、干咳无痰、少痰及难咳

适宜证型：燥热袭肺

方解：

君：青萝卜、老鸭————养阴血、清虚热、润脾胃

臣：陈皮————理气、除燥

第四话 秋季饮食养生法

143

佐：青花椒、料酒————去腥、防止鸭肉过寒

使：姜末、精盐、味精——调和诸味

功效：清肺热，润脾胃。适用于燥热病，如咽干喉燥、心烦不安或干咳无痰，以及少痰及难咳等症。

注意事项：风寒感冒、体质阴寒者慎服。

黄酒红枣枸杞牛肉汤
（秋，温中散寒）

立秋

处暑

◆养在二十四节气◆

144

凉爽的秋天，对于大家来说是挺舒服的，但是对于脾胃虚寒的人来说却不那么好受了。与风湿性关节炎的患者一样，温度稍微一下降，他们比谁都敏感，胃、腹部就开始疼痛起来。这些人其实挺可怜的，好多东西都不敢乱吃，与香辣之品、浓郁的肥肉、稍微凉一点的点心是绝对无缘，而且一到秋冬季节，就要费很多功夫照顾自己的脾胃，否则病一犯难受的可是自己！

我认识的一个记者就是这种情况，在一次采访后的饭桌上，就我们两个人，我发现他挺挑食的，只点了一大盆汤，没点凉菜，也不喝饮料。起初还以为是和我客气，后来才发现，他哪里是跟我客气，根本是因为脾胃不好。他基本不吃生冷的东西，刺激性的食物也不吃，偶尔嘴馋了和朋友出去吃个火锅，回来就要立即吃胃药，还得捂个热水袋在肚子上，就这样也不能保证第二天不拉肚子。我很奇怪，这是脾胃虚寒，为什么不去治呢？他说治了也没用，医生都说要按时吃饭，可有时工作忙起来，一两顿饭不吃是常事。有些药要求饭后服用，这饭都没吃怎么服药啊，所以他就一直这样，只靠自己平时注意。

正值秋季，秋天本来就要吃点滋阴润燥的东西，可他这身体根本就承受不了。像他这样特别敏感的，哪怕只是吃一小碗、一小口，都能胃疼到不行，而且还一直拉稀，那真是痛苦不堪。所以他的饮食就不能像一般人那样，应该以暖中散寒为主，先保证体内的能量供给，再考虑缓解病情。但不能用过分辛辣的食物来直接散寒，所以只能用中医学所说的甘温法来暖中缓急。

黄酒红枣枸杞牛肉汤，对于脾胃虚寒患者相当适合。牛肉、生姜末、红枣、枸杞子、黄酒，还有橄榄油、精盐、酱油、味精各适量，这些材料都可以补虚健胃。这个汤肉软而汤鲜，不腥不腻，既能补中气而暖脾胃，又不会耗伤人体正常阴津。这是因为里面有枸杞子，性平，能在不伤阳的情况下益肝肾精血。牛腩、红枣能补益脾胃之气，生姜、黄酒能温中散寒，故这个汤非常适合脾胃虚寒的人服用，也能为立秋后贴秋膘。特别适用于胃寒胃痛、恶心欲吐或泄泻腹痛等症，对胃、十二指肠溃疡属胃寒者或者脾胃虚弱者有治疗功效。

我把这个方子写给他，让他每周争取都能喝上三四次，先喝上一个月看看效果再说。没想到，一个月后他给我打电话说，现在胃不那么娇气了，上周和同事出去吃了火锅，回来什么事也没有，打算把这个汤长期喝下去呢。

原料：牛肉600克，生姜末10克，红枣10克，枸杞子10克，黄酒25克，橄榄油、精盐、酱油、味精各适量。

做法：

1.将牛肉用清水洗净，切成肉片，直接放入碗内，加橄榄油、酱油、黄酒腌制入味，备用。

2.把红枣去核，用水泡发，洗净备用。

3.砂锅刷洗干净，加水适量，先用旺火烧开，放入牛肉片、姜末、红枣、枸杞子、黄酒，加盖改用文火煲3个小时，点入精盐、味精即成。

用法：早、晚餐后温热服用，连服2~3天。

适宜病症：神疲、胃痛、食欲减弱

立秋 处暑

第四话 秋季饮食养生法

适宜证型：脾胃虚寒

方解：

君：牛肉、生姜—————————温中补虚、祛寒止痛

臣：红枣、枸杞子—————————健脾开胃、补益肝肾

佐：黄酒—————————————温中散寒

使：橄榄油、精盐、酱油——调和诸味

功效：本品温中散寒、补虚健胃，适用于恶心欲吐、泄泻腹痛等症，对胃、十二指肠溃疡属胃寒者或者脾胃虚弱者有治疗功效。

紫菜南瓜汤
（秋，护肝补肾）

有研究发现，慢性肝病并发感染多发生在春季和秋季，而秋季肝病复发比春季复发持续时间更长，复发人数也更多。从中医学的角度来看，因为秋天属金，肝属木，金克木，故进入这个时节肝病的复发率升高。这与天气变化也有关系，首先，随着秋天天气变凉，人的卫阳之气开始有所收敛，所以抵抗力会有所下降，容易因受凉感冒而加重病情。加上秋天容易给人凋零落寞的感觉，易使人情绪不稳甚至烦躁生气，肝病患者恰恰特别容易郁闷或者烦躁。中医学中说，肝气不调达才会气郁，而且怒则伤肝，肝病患者本身肝气就不足了，如果再不注意调节好自己的心情，更会加重病情。患肝病的人在秋天尤其要注意复查肝功能，注重日常的养护，要注意随气温变化及时增减衣物，不要大量饮酒、生气、疲劳、睡眠太少。饮食上要减少辛辣食物，多吃些益胃生津助消化的果蔬来养护肝气。在日常

立秋

处暑

◆

养在二十四节气

◆

养生上应注意以调情达志、培养乐观情绪、保持心理平衡为首要。

在这个时候，除了要从生活习惯、心情等来调节自己以护肝，还可多吃一些保肝护肝的食品，例如紫菜南瓜汤，就具有护肝补肾强体之功效，特别适合肝肾功能不全者食用。

此汤特别适合倦怠乏力、心情抑郁、易烦易怒、消化不良、胃口差甚至厌食的肝肾功能不全患者，以及慢性肝病患者食用。但如果患者出现黄疸、吐血或呕血，肝炎变成急性的时候，就不要喝这个汤了。

原料：老南瓜100克，紫菜10克，虾皮20克，鸡蛋1枚，酱油、猪油、黄酒、醋、味精、香油各适量。

做法：

1. 先将紫菜泡发，洗净，鸡蛋打入碗内搅匀，虾皮用黄酒浸泡，南瓜去皮、瓤，洗净切块。

2. 将锅放火上，倒入猪油，烧热后放入酱油炝锅，加适量清水，放入虾皮、老南瓜煮30分钟。

3. 将紫菜加入，10分钟后将蛋液倒入锅中，加入调料调匀即成。

用法：配餐食用。

适宜病症：倦怠乏力、心情抑郁、易烦易怒、消化不良、胃口差甚至厌食、慢性肝病

适宜证型：肝肾亏虚

方解：

君：南瓜————补中益气、消炎止痛、解毒杀虫

臣：紫菜————化痰软坚、清热利水、补肾养心

佐、使：虾皮——补肾温阳、理气开胃，且调和紫菜与南瓜

功效：适合肝肾功能不全者，用于护肝补肾强体。

注意事项：肝炎患者见黄疸、吐血或呕血者忌服。

马蹄木耳银耳汤

（秋，清热化痰，养阴润肺）

记得有一位患者，我就像是他们家的家庭医生一样，她和她的父母只要觉得不舒服了就来找我开药，总是三五服药搞定，屡屡见效，因此我们之间的关系很融洽。她的女儿从小就对中医学十分感兴趣，每次来看病时总要跟我讲讲她最近对哪一个中医话题感兴趣，每次聊天总带给我一些新的思想。25岁的她如愿以偿当上幼师，可是幼儿园的工作毕竟不轻松，孩子个个活泼又好动，她最头痛的就是每次上课前都要大声地喊孩子们："进教室上课吧！"每天如此，常常出现嗓子干痒的毛病，大嗓门讲话时声音还会分叉。我想这应该是所有老师的烦恼，在我上中学时，教师资源"短缺"，教室很大，学生很多，每个老师为了能够让学生们听到上课内容，都像喊话似的在讲课，没有保养好嗓子的老师，声音就特别沙哑。

咽喉疾病是教师常见的职业病，我建议教师们可以时常喝点润喉饮，比如马蹄木耳银耳汤、浙贝母炖雪梨等，配合几服清肺养阴、化痰生津的汤剂，再加上一些润喉的代茶饮，如菊花、麦冬、生山楂加上胖大海或罗汉果等组成的小方子作为日常茶饮，既清肺养阴，又清利咽喉，对保护嗓子有很好的疗效。

马蹄学名荸荠，清脆、甘甜、多汁，具有清热止渴、利湿化痰的功效，自古就是冬春季盛行的时令果品。黑木耳，据史料记载，是上古时代帝王独享之佳品，有补气益智、润肺补脑、活血止血的功效，作为"人体的清道夫"，它能起到清理消化道、清胃涤肠的作用。银耳，又叫白木耳，功能为补肾强精、润肺生津、嫩肤美容，历来与人参、鹿茸齐名，被人们称为"菌中明珠"。

咽喉不利、目赤肿痛、妇女月经不调、大便秘结者最宜食用此汤，尤其对于教师们来说乃润喉清肺之佳品，建议经常服用。

原料： 水发木耳 150 克，银耳 30 克，荸荠 180 克，酱油、冰糖、米醋、橄榄油、湿淀粉、鲜汤各适量。

做法：

1.将木耳、银耳去杂质，洗净，沥干水分，切成片；荸荠洗净去皮，用刀拍碎。

2.炒锅中放橄榄油，烧至七成热，把木耳、荸荠同时下入煸炒，加酱油、冰糖、鲜汤，烧沸后用淀粉勾芡，加入醋，起锅装盘即成。

用法： 两餐之中温热服用，每天 2 次，连服 3 天。

适宜病症： 咽喉不利、目赤肿痛、妇女月经不调、大便秘结

适宜证型： 秋燥

功效： 三者合用，清热化痰，滋阴生津。

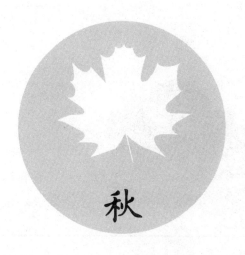

仲秋饮食养生方案一览表

仲秋节气	白露	秋分
饮食处方标准	宜以清淡、温润、易消化且富含维生素的食物为主。应滋养与温补并进，以防肺胃失润	应滋养与温补并进，以甘淡、温润之品为宜
饮食处方禁忌	不宜吃炙脍、腌菜、辛辣、酸咸、甘肥、油腻等食物	少食鱼虾、海腥、生冷之品

白露

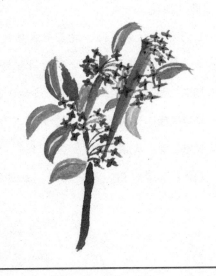

9月7日或8日

露是由于温度降低，水汽在地面或近地物体上凝结而成的水珠。所以，天气转凉，露凝而白，白露实际上是表征天气已经转凉。

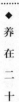

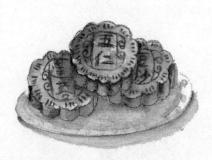

秋分

9月22日-24日

分，指的是昼夜平分。秋分是表征季节变化的节气。正是"白露秋分夜，一夜冷一夜"。

白露过后，开始进入深秋，温度渐降，近冬寒之阴气，西风瑟瑟，昼热夜凉，气候寒热相交。在这段时间里，如果不能适时增减衣物，会特别容易受凉而出现伤风、口鼻咽干、干咳、口渴、皮肤干燥、大便干结等肺胃失润的症状，故此时滋养与温补并进。

总体来说，仲秋时候生病的病因病机有以下三点。

（1）仲秋时节，天气转凉，有"白露秋分夜，一夜冷一夜"的说法。"春捂秋冻"，此时夜间应警惕风寒之邪侵袭导致感冒或腹痛腹泻，需要注意多加件薄外套用以防风。

（2）仲秋空气干燥，多见咽喉发炎，皮肤瘙痒，甚或过敏等症。大肠燥结，则见肠燥便秘；脾虚生痰，则咳嗽、咯痰质黏；脾虚失摄，则女性白带增多。

（3）秋燥之肺肾阴虚，或由阴虚加重体内燥邪蠢蠢欲动，可因此而致夜尿频多、遗精滑精，以及女性月经不调、腰膝酸痛等症。

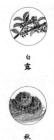

阴雨连绵蓄水入，白露秋分风萧肃

白露

秋分

仲秋时节食材挑选举例

五谷：鲜玉米、高粱、红豆、荞面、江米

蔬菜：莴苣、萝卜、红薯、柿子椒、丝瓜、莲藕

鱼虾、肉类：兔肉、排骨、青鱼、鲜虾

水果：香梨、香橙、沙田柚、芒果

调味品：山楂酱、玫瑰露、柠檬汁

养生关键词：山楂、红薯

山楂：又叫山里红、胭脂果。味酸、甘，性微温，入脾、胃、肝经。功能健脾开胃、活血化瘀、消食降脂。用于治疗肉食积滞、胃脘胀满、瘀血经闭、产后瘀阻、心腹刺痛。对于高脂血症有很好疗效。山楂活血化瘀，可以刺激子宫收缩，有可能诱发流产，因此孕妇慎服。

第四话 秋季饮食养生法

红薯：又称地瓜、番薯、红苕等。味甘，性平，入肝、脾二经。功能补中益气、补肾养阴、养血通乳。主治脾虚水肿、肠燥便秘、月经失调、小儿疳积等症，外用还可治疗疮疡肿毒。近年来研究指出，红薯叶具有抗癌功效。本品食用过量可引起烧心、腹胀。发芽红薯对健康有害，应禁食。

猪手陈皮杏仁煲
（秋，温肾清燥，润肺养阴）

在秋季，我们的身体状态就如秋天一样干燥，咽炎、皮肤瘙痒、便秘等病都在这个时候发作，我的很多患者都有这种状况发生。对于这些因干燥所引起的症状，通常我们的做法是每天喝点蜂蜜滋润一下，然后多喝水来补充身体水分。但是这种方法往往收效甚微，对于病情比较严重的患者起不了多大作用。

说白了，这些所谓的方法是给正常人使用的，可以缓解身体干燥的症状。但实际上，在临床上常见到有些人就算喝再多的水，也不能吸收，而且会感到胃口差，全身水肿，就像我们常说的一句玩笑话"喝凉水都长肉"。这些人往往都容易便秘、咽干、干咳，痰多而稠，虽然能咳出来，但总觉得不爽。有些严重的患者，还会有皮肤过敏现象。如果是女性患者，可能还伴有白带异常增多的现象。从中医学角度来说，这类人都是脾虚不能运化，食物不能正常转运，所以出现大便异常，水分不能输布于周身，导致咽干、便秘等。但是他们又脾虚，脾为生痰之源，脾虚的时候，痰就会多，并浓稠不爽；白带也因为脾虚，脾不能摄，所以量就会增多。又加上外周干燥环境，导致皮肤、呼吸道更加干燥，所以皮肤就容易瘙痒，痰更黏稠而更不容易咳出。

以上症状为什么在这个时节多见呢？这与他们在夏天没有注意饮食，过食生冷，或是饮食不规律不卫生等相关，伤到了脾胃，再经过湿气绵绵的长夏，就会出现腹泻、胃口差、腹胀的症状了，继而到了秋季，这些症状便通过全身的器官表现出来了。

对于这些患者，经常吃猪手陈皮杏仁煲会很有帮助。这个汤需要温服，早晚各服1碗，或每餐饭前各1碗，3～7日为1个疗程。此汤可润肺养阴，健脾温肾。对秋燥引起的皮肤干燥刺痒、咽干口渴、干咳、痰稠以及女性白带异常等症状有良好的缓解作用。但需注意的是，在服本汤的同时忌辛辣。因为辣的东西会使人更"干燥"，且由于汤本身的滋润性质比较强，如果再吃辛辣的食物，会容易使人上火，加重症状。

原料：猪手1只，陈皮、南北杏仁各10克，干无花果100克，葱、姜、花椒适量。

做法：

1. 猪手去毛洗净，用水汆一下；陈皮、无花果、南北杏仁洗净备用。

2. 在砂锅中加足量水，放入猪手、陈皮、无花果、南北杏仁及葱、姜、花椒。

3. 武火烧开后，改用文火煲1～1.5小时，至汤肉各半即可。加入适量精盐调味即成。

用法：温服。早晚各服1碗，或每顿饭前各1碗。3～7日为1个疗程。

适宜病症：皮肤干燥瘙痒、干咳、白带异常

适宜证型：肺肾阴虚

方解：

君：猪手、杏仁———润肺养阴、健脾温肾

臣：陈皮、无花果——行气调中、清热利咽

使：葱、姜、花椒——温中开胃、调和诸味

功效：温肾清燥，润肺养阴。

注意事项：因为辣的东西会使人更"干燥"，更容易上火，导致症状加重，故用本品时，忌食辛辣。

鳝鱼荸荠栗子汤
（秋，养精益气）

我曾接诊过一位小患者，正值豆蔻年华，可是她个子矮矮的，特别消瘦，面色萎黄，说话也没什么力气。她妈妈说，孩子都高三了，马上面临高考，可是身体素质不好，精力也不行，学习压力大，休息不好，导致她很多课程都有点跟不上了。孩子来月经比别人晚，她们班同学一般都十二三岁就初潮了，而她16岁才来的。而且 B 超检查结果说她子宫偏小，而且性激素分泌过少。

我问她是不是小时候身体不好，得过什么病。她妈妈说女儿2岁的时候发过一次高烧，烧了1周都没退，后来就一直都营养不良，又瘦又小的。虽然想尽办法给女儿补充营养，可是女儿就是吃得特别少。

这个小姑娘说："大夫，我能不能不要再吃苦苦的中药了？已经吃了太多药，吃到我每次闻到那股味儿都想吐。"看到患者自己都这么说，我干脆也不开什么汤药方了，就跟他们说，让她吃点黄鳝吧，因为黄鳝是补血壮人的。以前遇到许多家长带着孩子来看病，很多都因为营养不良导致发育不良，当时除了给他们开方子，还建议他们给孩子做点黄鳝吃，长期食用，可促进身体发育，改善他们的营养状况，否则错过了发育期，出现孩子发育延滞就不好了。

黄鳝营养很丰富，每100克含水分80克，蛋白质18.8克，脂肪0.9克，钙38毫克，磷150毫克，铁1.6毫克，并富含二十二碳六烯酸（DHA）和卵磷脂，可以帮助脑部发育，而且还含丰富的维生素A，对保护儿童视力有很大的帮助。鳝鱼含降低血糖和调节血糖的"鳝鱼素"，且所含脂肪极少，是糖尿病患者的理想食品。中医学中说，黄鳝具有养精益气、润肺补肾的作用，用于虚弱体质、腰酸腿软、月经不调、干咳少痰、气短乏力的人群。所以黄鳝是个大众食材，老少皆宜。

黄鳝全身只有一根三棱刺，肉嫩味美，做的时候把刺去掉，就不怕卡到刺了，而且烹调方法多样。对于这个小姑娘，我建议用黄鳝、玉兰片、荸荠、栗子做汤，每天服用。所谓的玉兰片不是玉兰花的花瓣，而是貌似玉兰花瓣的笋经加工而成的干制品。它有定喘消痰的作用，配合黄鳝服用，可以帮助身体对黄鳝的消化，而且能增添鲜味。考虑到患者身体比较虚弱，脾胃功能可能不健全，所以消化能力差。如果光吃黄鳝这种滋腻大补之品，有可能会导致消化不良。汤中加了应季可口的荸荠、栗子，色白汤清，微酸，口感鲜嫩，相信小姑娘会比较容易接受，并且坚持服用。

这里我要说一下，黄鳝、玉兰片（笋）都是发物，所以过敏体质或者是有瘙痒性皮肤病者忌食；有痼疾宿病者，如支气管哮喘、淋巴结核、癌症、红斑性狼疮等患者应谨慎食用；另凡病属虚热，或热证初愈，痢疾、腹胀属实证者不宜食用。鳝鱼宜现杀现烹，鳝鱼体内含组氨酸较多，味很鲜美，死后的鳝鱼体内的组氨酸会转变为有毒物质，故所加工的鳝鱼必须是活的。对于一般人来说，鳝鱼虽好，也不宜食之过量，否则不仅不易消化，而且还可能引发旧症。此外，黄鳝不宜与狗肉、南瓜、菠菜、柿子、红枣同食。

原料：去骨鳝鱼150克，水发玉兰片10克，荸荠10个，栗子10个，高汤、葱、姜、蒜、盐、味精、食用油适量。

做法：

1. 将鳝鱼切成片状，用开水汆一下，备用。

2. 玉兰片、荸荠切成片状，葱、姜切成块状，将蒜捣成泥。

3. 锅内加少许油加热，用葱、姜、蒜炝锅，加入高汤。

4. 将原料掷入锅中，汤烧开后15分钟，加入适量盐、味精调味即可。

用法： 早晚饭前温服1碗。

适宜病症： 腰酸腿软、干咳少痰、气短乏力、月经不调

适宜证型： 肾精亏虚

方解：

君：鳝鱼————养精益气补虚

臣：栗子、荸荠————补益肾气、润肺养阴

佐：玉兰片————定喘消痰

使：葱、姜、蒜、盐——调和诸味

功效： 养精益气疗体虚，本品适用于营养不良导致发育不良的孩子，以及虚弱体质者。

秋服海参靓汤
三例

海参是世界上少有的高蛋白、低脂肪、低糖、无胆固醇的营养保健食品。又因肉质细嫩，易于消化，所以非常适合老年人与儿童，以及体质虚弱者食用。几亿年的历史衍变，底栖礁丛、趋利避害的生活习性，物竞天择、适者生存的生物进化规则，使海参体内积累了极其丰富的营养成分，形成了近乎完美、均衡合理的营养结构，自古就被列为滋补佳品。

中医学认为，海参有补肾益精、养血润燥、滋阴健阳的功效，具有填精髓、消瘰涎、摄小便、壮阳、生百脉的作用。故在秋

天这个需要补养的季节里，服用海参是很理想的。因为海参能阴阳双补，性温而味咸，连《本草求新》都说它能"润五脏，滋精利水"，而且还不会损伤人体阳气。

现代科学研究证明，海参营养价值很高，富含蛋白质、钙、磷、铁、维生素 B_1、维生素 B_2、烟酸等50多种对人体生理活动有益的营养成分，而且脂肪和碳水化合物含量极少。其中蛋白质含量高达55%以上，还含有18种氨基酸、牛磺酸、硫酸软骨素、海参黏多糖等。精氨酸是构成男性精细胞的主要成分，又是合成人体胶原蛋白的主要原料，可促进机体细胞的再生和机体受损后的修复，还可以提高人体的免疫功能，延年益寿，消除疲劳。海参中的牛磺酸、烟酸等，具有调节神经系统、快速消除疲劳、预防皮肤老化的功效，而且海参中含有的牛磺酸、赖氨酸、蛋氨酸等在植物性食品中几乎没有。海参中微量元素钒的含量居各种食物之首，可以参与血液中铁的输送，增强造血功能。最近美国的研究学者从海参中萃取出"海参毒素"，这种化合物能够有效抑制多种霉菌及某些人类癌细胞的生长和转移。海参中含有的硫酸软骨素和海参黏多糖，有促进人体生长发育和成骨、抗炎、预防组织老化、促进伤口愈合、抑制数种癌细胞等功效。

海参的做法很多，除了不能与甘草、醋同食之外，与其他食材一起烹煮都是很合适的，尤其是其他的肉类。因为海参本身虽然营养丰富，但没有什么特别的味道，所以口感比较差。如果与肉类同煮，既可以吸收肉汁来提鲜，又能与各种肉相互作用，提高营养价值。

在挑选干海参时，一定要注意以下几点。

第一，海参一定要干燥，不干的海参容易变质，而且因为含有大量水分，价格实际上高出了很多。

第二，购买干海参时一定要挑选干瘪的。现在有不少不法商贩在海参的加工过程中，为了增加海参的重量加入了大量白糖、胶质甚至是明矾，这样加工出来的海参虽然不符合产品质量标准，但因为参体异常饱满，颜色也黑亮美观，对消费者具有很大的蒙蔽性。另外还需要注意的是，有的海参是染色的，从外观看颜色非常漆黑，海参的开口处也是黑色的，里面露出的海参筋都是黑色的。

第三，购买干海参时不要一味追求价格便宜，要结合干海参的水发率来进行综合比较。0.5千克优质干海参可以发制出5千克的水发海参，而0.5千克劣质干海参水发后不超过2.5千克，甚至破碎不堪根本无法食用。

在食用干海参之前，一定要经过严格的水发。将海参置于冷水中，浸泡30小时左右，使海参泡软，然后将参剖开，刮掉参内白筋和白皮，洗净后添水上锅加盖煮沸，开锅后用文火煮30分钟左右（视海参质量掌握时间），待水凉后，换凉水泡3天，每天换一次凉水，春夏秋季一定置于冰箱保鲜层内，保持较低水温，水以不结冰最好，3天后捞出单独冷冻，之后可以随吃随取。切忌水发时沾油、碱、酸。

下面向大家推荐三款适宜秋季服用的海参靓汤。

首先是具有补肺益肾作用的海参海蜇猪肚汤。此汤补肺益肾、健脾滋肝。其中海参大补肾阴、益气养血；海蜇皮润肺化痰、清热滋阴；荸荠清热利肺、滋肾利尿；猪肚补脾固肾、养血柔肝。适用于肺肾阴虚所致的夜尿频多、遗精滑精以及女性月经不调、腰膝酸痛等。对于空气干燥寒凉引起的干咳痰少、咽喉刺痒及大便干而排便难等症，均有较好的辅助治疗作用。如果是用于辅助治疗肺肾阴虚的话，则需要按疗程服用，即早中、中晚两餐之间各温热服用1碗，7～10天为1个疗程。

海参除了配猪肉以外，还能与海鲜、家禽肉来配合料理，这里就讲讲海参虾仁鸡肉汤。原料有海参、鸡脯肉、鲜虾仁、鸡蛋、鸡汤、青菜心、淀粉、料酒、酱油、精盐、味精等。此汤具有滋阴补肾、健康丰肌、养心活血的功效，而且汤非常鲜美，男女老少均可服用。因为海参口感不好，所以很多小孩子都不喜欢食用。他们都觉得那个东西软软滑滑的，而且也没有什么味道，一般都不愿意吃。

这个汤里放了虾仁和鸡肉，味道很香，而且还有青菜，整个汤看起来红红绿绿的，特别增进孩子的食欲。小孩子可多吃海参，因为它有很好的补脑、提高免疫力以及促进生长发育的作用。

对于患有心脏病、高血脂等慢性疾病的老年人，由于饮食上要控制肉类摄入，可以选择用莲藕来炖海参。因为海参低脂肪、低糖、无胆固醇，本身能够保护心肌、增强心脏功能，而且还具有抗凝、降低血液黏稠度及降低血脂的作用，有利于提高抗凝系统的活性，延缓血栓的形成。配合莲藕顺气宽中，大枣益气补血，使得整个汤达到益血润燥、补精填髓、健脾补肝的效果，有助于改善胸闷、气短、心慌的症状。

海参海蜇猪肚荸荠汤（秋，补肺益肾）

原料： 干海参1个，海蜇皮30克，荸荠90克，猪肚120克，姜丝、葱段、精盐、味精、香油适量。

做法：

1.海参用凉白开泡发，泡发时要换水数次。原汤放入砂锅内，武火烧开20分钟后，文火再煮15分钟，不开盖，晾凉备用。

2.海蜇皮用清水泡发一上午，中途换水数次。泡发后捞起沥干，切成条状备用。猪肚洗净切成连刀花，用开水汆一下备用。荸荠洗净去皮切块备用。

3.在砂锅内加入足量水，将海参、猪肚、荸荠及姜丝、葱段放入砂锅内，武火烧开15分钟后，文火煲煮约2小时。

4.放入海蜇皮，继续煲煮20分钟后，加入适量精盐、味精、香油调味即可。

用法： 早中、中晚两餐之间温热服用各1碗，7～10天为1个疗程。

功效： 补肺益肾、健脾滋肝。

海参虾仁鸡肉汤（秋，滋阴补肾）

原料： 水发海参、鸡脯肉各40克，鲜虾仁30克，鸡蛋1枚，鸡汤适量，青菜心、淀粉、料酒、酱油、精盐、味精各适量。

做法：

1. 将海参洗净，坡刀切成大片；鸡脯肉洗净，切成长片；鸡肉片和虾仁放入同一碗内，加鸡蛋清、精盐、淀粉调匀上浆。

2. 锅内加清水，旺火烧沸，将鸡肉片、海参、虾仁、青菜心分别在沸水内焯熟，捞入汤碗内。

3. 另起锅放入鸡汤煮沸，撇去浮沫，加料酒、酱油、精盐、味精煮开，冲入汤碗内即成。

用法： 一周1～2次，饭后温服。

功效： 滋阴补肾，健脾丰肌，养心活血，适合全家食用。

注意事项： 急性病、过敏等治疗期间忌服。

白露

秋分

莲藕炖海参（秋，益血润燥）

原料： 海参60克，莲藕30克，大枣6枚，冰糖适量。

做法：

1. 先把发好的海参洗净，然后放入砂锅炖1个小时，炖得烂透。

2. 加入莲藕、大枣、冰糖，再煮30分钟左右即可。

用法： 如果是用于辅助治疗冠心病、高血压、血管硬化，需要早晚饭前温服1碗。

功效： 益血润燥、补精填髓、健脾补肝，对冠心病、高血压、血管硬化均有疗效。

注意事项： 海参固然是好，但是对于患急性肠炎、菌痢、感冒、咳痰、气喘、大便溏薄、有出血症状、体内湿热比较重的人来说，还是暂时不要服用了，以免加重病情。

秋季轻清
两款羹

　　秋天天气开始转凉，大家都有进补的意识。但在顿顿大鱼大肉之后，反而会因为过于油腻而导致消化不良。其实秋天进补、秋冻这些说法基本是对的，但是如果方法不当，反而会导致身体抵抗力下降，从而影响健康。

　　秋天，尤其是秋分过后，天气确实寒冷了许多，北方有些地方都已经开始下雪了。在寒冷的情况下，身体正常的本能反应就是要多吃热量比较高的食物以储存脂肪。对于有些本来就好吃大鱼大肉的人，他们更容易顺应身体的这种需求而毫不节制饮食，最后导致脾胃损伤，消化不良。有些人为了过分追求秋冻，觉得只要秋天少穿一些，冬、春两季就能少得病而逞强，或者有些年轻女性为了追求时尚而不增添衣服。秋季昼夜温差大，而且温度变化不稳定，所以往往稍不注意就受凉生病。

　　对于上述人群，适合偶尔喝喝西红柿豆腐羹来增强身体抵抗力，帮助脾胃消化，以防病抗病。需要的材料有西红柿、豆腐以及白糖等调料。此羹具有健补脾胃、益气和中、生津止渴之功效，适用于脾胃虚寒、饮食不佳、消化不良等病症。常食之，强壮身体。

　　对于因常常饮食过于油腻，或者衣物穿得过少，而经常出现秋季感冒、发热、自觉体内郁热、心烦口渴、口舌溃疡的人群，还可偶尔吃些清爽的桂花葛粉羹。原料就是桂花糖和葛根粉。此羹甘甜润口，气味芬芳，具有退热生津、解肌发表的功效。

而且制作简单，可以当小小的下午茶食用，既可以解郁除烦，又可以充饥，避免晚餐摄入过多、加重胃肠负担。

西红柿豆腐羹（秋，健脾胃，益气）

原料：西红柿、豆腐各200克，白糖、精盐、味精、胡椒粉少许。

做法：

1.将豆腐切片，入沸水稍焯，沥水待用。

2.西红柿洗净，沸水烫后去皮，剁成茸，下油锅煸炒，加精盐、白糖、味精、胡椒粉、豆腐，烧沸入味。

3.再用湿淀粉勾芡，下西红柿酱汁，调匀，出锅即成。

用法：早晚餐后温热服用，适量。

功效：此羹具有健补脾胃、益气和中、生津止渴之功效，适用于脾胃虚寒、饮食不佳、消化不良等病症。常食之，强壮身体，防病抗病。

桂花葛粉羹（秋，解郁除烦，生津）

原料：桂花糖5克，葛根粉50克。

做法：

1.先用凉开水适量调匀葛根粉，再用沸水冲化葛根粉，使之成晶莹透明状。

2.加入桂花糖调匀即成。

用法：两餐之中，适量服用。

功效：此羹甘甜润口，气味芬芳。具有退热生津、解肌发表的功效，适用于发热、口渴、心烦、口舌溃疡等病症。

季秋饮食养生方案一览表

季秋节气	寒露	霜降
饮食处方标准	以养阴润燥为主，宜食芝麻、糯米等柔润食物	宜食养阴清虚热之品，如南瓜、莴笋、冬瓜等
饮食处方禁忌	少食辛燥的食品，如辣椒、生葱等	少食黏腻之品，以防湿邪困阻

寒露

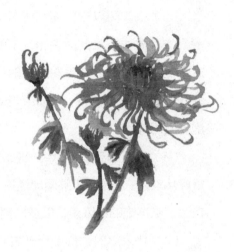

10月7日－9日

露水以寒，将要结冰。

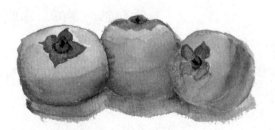

霜降

10月23日或24日

天气渐冷，开始有霜。

自寒露开始，冬意渐渐袭来，古人云："春捂秋冻"。此时的"冻"必须基于下肢保暖得宜的前提下，以防积累寒气入冬，令冬季之时感觉寒从中生、寒自体内而来的四肢冰冷、贪凉则腹痛不舒等。

总体来说，季秋时候生病的病因病机有以下四点。

（1）仍须提到秋天养生的重点，季秋时节气候依旧干燥，常会感到口唇干燥、咽干、皮肤发涩，一定要注意养阴润燥。

（2）在霜降以后，天气逐渐从凉爽转寒，人们已经开始穿薄毛衣类衣物，从此时开始，不能再吃过分寒凉的东西，否则容易受寒而生病。并且在这个时候，由于天气变冷，一些阴寒性质的疾病慢慢出现，例如手足冰凉、腰腿冷痛、胃寒腹痛、虚寒腹泻等等。

（3）糖尿病患者在秋冬交接之际，稍感寒凉，但时而又觉得虚热难耐，这是由于肺阴虚燥热、肾虚失摄所致，常出现心烦、口渴、吃不饱的饥饿感，以及尿频尿急等症状。

（4）秋末之时，抑郁症或者有抑郁倾向的患者往往会病情加重，加上平时的工作压力，一天到晚精神紧张，到入睡的时候仍然有焦虑感，入睡就十分困难。常见心悸、怔忡、失眠、头晕、食欲差、血压高、神经衰弱等症。

寒露

霜降

季秋时节食材挑选举例

五谷： 小麦、荞麦、糯米

蔬菜： 南瓜、莴笋、冬瓜、西红柿

肉类： 猪肉、牛肉、羊肉、鸡肉

水果： 木瓜、葡萄、菠萝、蜜桃

调味品： 香醋、西红柿汁、咖喱汁、山楂汁

养生关键词：南瓜、木瓜

南瓜： 又叫番瓜、倭瓜、金瓜等，性温、味甘，具有补中益气、健脾暖胃、消炎止痛、解毒杀虫之功效。适用于脾气虚弱、营养不良、水火烫伤等病症。对于肥胖者是很好的充饥、减肥之品，对于中老年人和糖尿病

患者能养阴、补体虚，是很好的辅助食材。

木瓜：味酸，性温，入肝、脾经。疏肝和胃、除湿伸筋、通便通乳，还有很好的降压作用。主治呕吐泄泻、湿痹、脚气、水肿、烦躁、高血压等病症。适合肥胖者和产后缺乳者经常食用。过敏者勿服，孕妇慎服。

寒窗

葡萄

羊肾大蒜韭菜花汤
（秋，补肾固阳，填精益气）

壮肾阳，补精气之以形补形方

现在因为生活压力大，加上年轻人不知道要注意保暖，尤其在秋冬的时候，为了时尚不注意腰骶和小腹部的保暖，时间长了会导致下焦受寒。下焦包括肝、双肾、膀胱、腰骶部、女性的子宫与附件、男性的生殖器官与前列腺等。这些地方受寒导致血管收缩，从而影响供血，久而久之会影响器官功能，出现男性肾虚，包括阳痿、滑精等，女性宫寒、月经不调、痛经、不孕等，以及男女都可能出现的性冷淡、尿频、遗尿、水肿、畏冷乏力、腰膝冷痛、手足冰冷等症。

在寒冷的晚秋，对于有以上问题的人，除了要格外注意保暖，多加休息，忌吃生冷的食物外，还可以服用羊肾大蒜韭菜花汤来壮肾阳、补精气。中医学有个理论叫"以形补形，以脏补脏"。《本草纲目》有载，羊肾羊宝，可补肾气，益精髓。这里用性味温热、味咸入肾的羊腰，就是为了补精气、填真阴，尤以冷天食之为宜。

大蒜在我国民间的抗病应用超过两千年的历史，被称作是天然的植物广谱抗生素。中医学认为，大蒜辛辣、性温，能解滞气、暖脾胃、消症积、解毒杀虫，治积滞、腹冷痛、泄泻、痢疾、百日咳等症。《名医别录》中说，大蒜能"散痈肿蟨疮，除风邪，杀毒气"，关于大蒜更有"春食苗、夏食苔、五月食根、秋月收种"的农谚，可见大蒜在人们日常膳食中占有非常重要的地位。此方中用大蒜可温中固阳。同时，又名"起阳草"的韭菜也有补肾壮阳、健脾暖胃之功效。

由于这几味食物都是辛温大热之品，所以只适合像上述所说的寒性症状明显的人群。如果体内本身有积热，例如身体发热，或者畏热、口渴、便干便秘、烦躁等等，或者有感冒发热的症状，是绝对不能服用这个汤的，因为会加重病情，使身体非常不适。这个汤服用时间也不宜过长，否则会有助长内火之嫌。

原料： 羊腰子 3 个，大蒜 2 头，新鲜韭菜花 60 克，精盐适量。

做法：

1. 将羊腰子切成块，大蒜去皮备用。

2. 砂锅内加水适量，放入羊腰子块、大蒜瓣、韭菜花，武火烧开后，再用文火煮至羊腰烂熟，加入适量精盐即可。

用法： 早晚分两次，餐前分服，7 ～ 10 天为 1 个疗程。

适宜病症： 男子肾虚、女子宫寒、性冷淡

适宜证型： 肾阳虚

方解：

君：羊腰子、大蒜————补肾填精、温中固阳

臣：韭菜花————————温肾壮阳

使：盐——————————制约本品过热之虑、调和诸味

功效： 补肾固阳，填精益气。本汤适用于霜降以后，对男子肾虚、女子宫寒、性冷淡有一定的食补疗效。

注意事项： 本汤服用时间不宜过长，否则会助长内火。

橄榄洋参枸杞茶
（秋，清肺解毒）

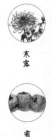

时值秋天，有一位糖尿病的老患者来门诊看病调方。他说最近特别容易心烦，而且总口渴，喝茶喝水都不解渴。另外总是觉得饿，吃不饱似的，但是他又不敢乱吃乱喝，怕影响血糖。我给他开了个茶饮方——橄榄洋参枸杞茶。这个茶跟一般的茶不一样，需要100℃的沸水来泡，不能用80℃左右的水来泡，否则橄榄的味道泡不出来。泡2～3次后，如果茶没有什么味道了，可以把茶料扔掉，但是留下一个橄榄在嘴里咀嚼，这样做可以促进唾液分泌，让自己不再感觉那么咽干口燥。

这道茶的主要功效是清肺生津、利咽解毒和滋肾填精。其中的青橄榄清肺利咽、生津止渴，再配合西洋参益气补阴，枸杞子滋补肝肾之阴，可以使人精力充足。气足了，人就不那么容易饿，也不容易尿频了；阴液补足了，就不会感觉到特别干燥了。所以特别适合出现烦渴多饮、多食易饥、尿频量多症状的糖尿病患者。

秋季服用此茶，既不容易上火，也不会过于寒凉，绝对适合。但是有一点需要注意，这茶适合在白天喝，尽量不要在晚间服用。因为很多糖尿病患者都有失眠烦躁的症状，如果晚上服用西洋参，其补气效果明显，容易使人比较兴奋，从而不易入睡。

原料：青橄榄3个，西洋参片3克，枸杞子3克。

做法：青橄榄洗净置茶杯中，加入西洋参片、枸杞子，用沸水冲泡。

用法： 代茶饮，适量。

适宜病症： 消谷善饥、尿频尿急、咽痛口干

适宜证型： 肺肾阴亏

方解：

君：青橄榄、西洋参——清肺生津、益气止渴

臣：枸杞子————滋补肝肾之阴

功效： 清肺生津，利咽解毒，滋肾填精。适宜烦渴多饮、多食易饥、尿频量多症状的糖尿病患者食用。

注意事项： 本品适合在白天饮用，因西洋参补气效果明显，若在夜晚服用本品，可能导致入睡困难。

豆茸酿鸭梨
（秋，润肺止咳）

疳积需进补，食疗加捏脊

我接诊过一位小患者，因为他长期消化不良，导致疳积，皮肤本来就显得特别干瘪，加上秋天干燥，皮肤都干到裂痛了。他由于营养不良，身体特别弱，又因为秋天天气不稳定，便受凉感冒了。他声音沙哑，干咳得厉害，而且咽喉十分干疼，两个足背已经开始有点轻微水肿。之前看过别的大夫，因为小孩子不愿意吃中药，所以病情一直都没有好转。既然他不愿意吃药，我告诉他的父母可以采用按摩捏脊，配合饮食治疗，慢慢恢复体内营养，不然孩子病情会越来越重的。饮食方面，不能再给他吃太多的零食，尤其是膨化食品和煎炸类食物。一定要让小孩子吃点有营养而且容易消化的食物，多喝点汤汤水水，多吃主食和蔬菜，牛奶、鸡蛋也要补给，肉要吃瘦肉，不能再

吃肥肉了。

我给他开了一个食疗方——豆茸酿鸭梨。方中用冰糖是因为它具有养阴生津、润肺止咳的作用，配合鸭梨，对肺燥咳嗽、干咳无痰等症状都有很好的辅助治疗作用。桂花可润肺生津止咳，和中益肺，舒缓肝气，滋阴。红豆可以健脾养胃、利水除湿、清热解毒。对于消化不良、皮肤干燥、肺热干咳、咽喉干痛、双足背水肿等症状都能顾及，而且味道还微甜而爽口、不腻，容易消化。

此方要下午服用。首先，下午是阳明之气最旺盛的时间。中医的阴阳学说里讲，阳明主燥金，肺又为金脏。本身孩子肺功能比较弱，所以容易感冒，而且皮肤干燥。在金气最旺盛的时间润金效果是最明显的。加上下午和夜间孩子活动较早上少，所以能量消耗得也少一些，故下午吃可以更好地补充能量。

原料： 鸭梨2个，赤豆沙100克，松子仁50克，冰糖、糖桂花适量。

做法：

1.先将鸭梨去皮核和肉膜，口朝上放入盘中，赤豆沙分别酿入半个鸭梨内，周围插松子仁5粒，整齐排在盘内。

2.上笼蒸5分钟取出，锅内盛适量清水，加入冰糖、糖桂花并烧沸，用湿淀粉勾芡，浇在鸭梨上即成。

用法： 每天1～2次，两餐之中或配餐服用，连服3天为1个疗程。

适宜病症： 干咳、皮肤干燥

适宜证型： 肺燥阴亏

方解：

　君：鸭梨————————生津润肺、止咳平喘

　臣：赤豆沙、松子仁——补肾益气、润肺止咳

功效： 具有润肺止咳之功效，适用于肺热咳嗽、咽干、皮肤干燥、营养不良性水肿等病症。

茼蒿炒猪心

（秋，降压补脑，开胃健脾）

秋季到了，树木凋零，落叶纷纷，容易给人一种悲伤惆怅的感觉。尤其是抑郁症或者有抑郁倾向的患者，在这个季节往往会病情加重。加上平时的工作压力，一天到晚精神紧张，到入睡的时候仍然有焦虑感，入睡十分困难。

治疗秋季心悸、失眠的食疗方子很多，但是特别推荐一个菜品，那就是茼蒿炒猪心。许多人不太爱吃茼蒿，因为其味道非常浓烈，也有些人只在吃火锅的时候涮点茼蒿，与牛羊肉片同食以败火。殊不知，茼蒿本身其实是一个营养非常丰富的蔬菜，尤其是胡萝卜素的含量远超过一般蔬菜，是黄瓜、茄子中含量的15～30倍。最重要的是，除了能败火，大家很少知道它还有治疗心悸怔忡、失眠多梦、心烦不安、痰多咳嗽、腹胀便秘、夜尿频繁、腹痛寒疝等病症的作用，还可以利水肿，降血压。

不过因为茼蒿味道比较浓烈，所以一般人都喜欢用来做汤。其实放点肉一起炒，味道也是非常鲜的。考虑到茼蒿有清心安神的作用，如果与猪心一起炒的话，除了好吃，还能用来治疗失眠、心悸、烦躁、胃口差、头晕、血压高、神经衰弱等疾病。自古就有以脏补脏、以心补心的说法，所以猪心能补心，治疗心悸、怔忡等症。临床有关资料说明，许多心脏疾患与心肌的活动力正常与否有着密切的关系，因此，猪心虽不能完全改善心脏器质性病变，但可以增强心肌营养，有利于功能性或神经性心脏疾病的痊愈。与茼蒿配合，加大了茼蒿治疗心脏疾病的功效。

寒露

霜降

◆养在二十四节气◆

这道菜需要的材料很简单，茼蒿、猪心、葱花、姜丝等即可。秋天大家容易食用较多的滋阴、油腻之品，这个菜恰好能芳香祛浊，对于心脏有功能性问题的患者大有好处。

寒露

霜降

原料：茼蒿 350 克，猪心 250 克，葱花适量。

做法：

1.将茼蒿去梗洗净切段；猪心洗净切片。

2.锅中放油烧热，放葱花煸香，投入猪心片煸炒至水干，加入精盐、料酒、白糖、茼蒿继续煸炒至猪心片熟，茼蒿入味，点入味精即可。

用法：配餐食用，每周 2 ~ 3 次。

适宜病症：心悸、失眠

适宜证型：心脾两虚

方解：

君：茼蒿——清心安神

臣：猪心——安神定惊

佐：葱花——散寒开胃

功效：此菜具有开胃健脾、降压补脑的功效，适用于心悸、烦躁不安、头晕失眠、神经衰弱等病症。

作用

猪肉的神奇润燥

甲亢调养四方

甲亢，也就是甲状腺功能亢进，因为身体新陈代谢加快，通常会出现食欲增大、消瘦、口渴多饮、汗多、大小便次数增多、突眼、手抖、急躁、失眠等症状。由于患有甲亢，所以含碘的食物如海鲜、河鲜、海带、碘盐都要禁食，否则会加重病情，也不利于病情恢复。但患者可以多吃点猪肉。因为猪肉的脂肪含量相对高，可以补充自己因为代谢过快而失掉的脂肪，而且可以润泽皮肤。在中国菜里，猪肉做的菜是数之不尽的，但是配上一些菜可以使猪肉更对症，对患者的治疗更有帮助。

首先，先介绍一个青菜狮子头。这个菜是最普通不过了，可大家都没有发现它滋阴润燥、补益脾胃的治疗功效，对有热病消渴、纳食不佳者尤其适合。一般人都会认为消渴就是糖尿病，其实不然。消渴是一个中医诊断病名，说白了就是根据患者出现三多一少，即多饮、多汗、多尿、消瘦的症状而给的一个病名。事实上，并非所有糖尿病患者都会出现典型的三多一少症状，出现这些症状的人不见得都有糖尿病。像甲亢，就会出现多饮多食、汗多尿多，而且还越吃越瘦的典型消渴症状。这位患者除了有消渴的症状，还因长年累月的胃病导致食欲不佳，所以吃这个菜对病情缓解很有帮助。

这里的青菜，具有清热除烦、行气祛瘀、消肿散结、通利胃肠的作用。猪肉比较油腻，本身不适于消化能力较差的人，会加重消化的负担。这道菜中巧妙地运用青菜可以帮助消化，而且青菜本身有清热除烦的作用，可以更大程度地帮助患者养阴清热。

我们已经谈到秋天应多喝点汤汤水水，以补充足够水分，才可以更有效地防止皮肤干燥。接着，我就再介绍一个能滋阴润燥、健胃补脾的蘑菇猪肉汤。一般人都觉得香菇的蒂有土腥味，或者是嫌它脏而把它去掉，实为浪费。尤其是熬汤的时候，香菇最香浓的地方恰恰就是那个蒂。这个汤滋阴润燥，健胃补脾，香菇就是那个起健胃补脾作用的食物。在《本草备要》里讲到，猪肉，其味隽永，食之润肠胃，生精液，丰肌体，润皮肤，固其所也，唯多食则助热生痰，所以配合香菇的健脾化痰作用，使得两者的营养能被更充分地吸收，使身体更强壮，提高免疫力，改善肌肤干燥问题。但是猪肉、香菇都有滑肠作用，甲亢患者在服西药初期，因为代谢速度还没有完全下来，排便次数仍多，还是不要多食。对于代谢速度已经较正常的患者，身体急需营养补充，所以多喝这个汤是非常有帮助的。

这个汤除了用香菇，还能用其他种类的食用菌或者是几种蘑菇一起煮，口感和效果也很好。

蘑菇和猪肉，除了可以做汤，还能做成粥，例如冬菇木耳瘦肉粥。此粥除了有补益脾胃、养阴润燥的作用外，因为粥里有黑木耳，故还能辅助治疗高血脂、高血压及动脉粥样硬化等病。

还有一个粥，不是皮蛋瘦肉粥，而是排骨皮蛋粥，具有滋阴润燥、止血止痢的功效。排骨除了具有滋阴养血的作用，还有壮阳益精的功效。皮蛋的营养成分虽然与一般的蛋相似，但经腌制后蛋白质及脂质分解，变得较容易消化吸收，胆固醇也变得较少。王士雄《随息居饮食谱》中说："皮蛋，味辛、涩、甘、咸，能泻热、醒酒、去大肠火，治泻痢，能散能敛。"涩可以防止东西外泄，而咸又可以引火下行，所以这个粥还能止血止痢。

青菜狮子头（秋，润燥，清热）

原料：青菜（小白菜）500克，猪肉50克。

做法：

1. 猪肉洗净，剁成肉泥，加入食盐，揉成圆球状，先蒸一下使肉紧实，备用。

2. 用旺火爆炒青菜，放入肉圆，加入酱油、食盐、料酒，烧开即可。

用法：配餐食用，每周2次。

功效：具有滋阴润燥、补益脾胃的功效，对热病消渴、纳食不佳者有辅助治疗作用。

蘑菇猪肉汤（秋，润燥，健脾胃）

原料：瘦猪肉、蘑菇各100克，葱段、姜片各10克，香油少许，精盐适量。

做法：

1. 将瘦猪肉去筋膜，洗净，切成段；蘑菇去蒂，洗净切成片。

2. 将肉段、蘑菇片一同放入砂锅内，放入姜片、葱段，再加适量清水，先用旺火烧开，撇去浮沫，再用小火慢煮 2 小时。用少量精盐调味，淋上香油即可。

服法：早晚配餐服用。

功效：滋阴润燥，健胃补脾。

冬菇云耳瘦肉粥（秋，养阴润燥）

原料：瘦猪肉 60 克，冬菇 15 克，云耳（黑木耳）15 克，粳米 60 克。

做法：冬菇、云耳浸软去蒂，与洗净的瘦猪肉均切丝。加粳米煮成粥，调味即可。

用法：早晚配餐服用。

功效：补益脾胃，润燥。适用于治疗高血脂、高血压及动脉粥样硬化等病。

排骨皮蛋粥（秋，润燥，止血）

原料：排骨 500 克，皮蛋 1 枚，花生仁 100 克，粳米 250 克，葱适量。

做法：排骨用盐腌渍备用；皮蛋去壳，切粒。锅下排骨烧沸，加入米、葱、花生仁一同煮粥，待粥将熟时放入皮蛋稍煮片刻即成。

用法：早晚配餐服用。

功效：滋阴润燥，止血止痢。

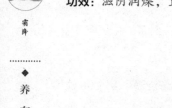

寒露

霜降

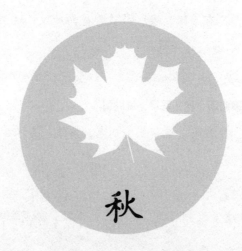

秋

核桃红枣煮酒酿

（秋，滋补真阴，润肺安神）

秋天是我最喜欢的季节，凉风习习，天高云淡，阳光充足，最主要的是不像夏天那么热，晚上能睡个好觉。但有些人即使到了凉爽宜人的秋季依然是辗转难眠。对于这样的人除了要找出他们反复失眠的原因外，还可以试着用饮食来进行调理。

失眠，在中医古代文献里被称为"不寐""不得卧""不得眠""目不瞑"等。中医学认为，神安则寐，神不安则不寐。所以，要有效防止失眠，调养安神是必要的。可是如何调养呢？其实，调养安神并没有想象得那么复杂，用一些日常的食材就能达到目的，例如秋季常用的核桃、龙眼、红枣、枸杞。

核桃的药用价值很高，有健胃、补血、润肺、养神等功效。《神农本草经》将核桃列为久服轻身益气、延年益寿的上品。唐代孟诜所著《食疗本草》中记述，吃核桃仁可以开胃，通润血脉，使骨肉细腻。《本草纲目》记述，核桃仁有补气养血、润燥化痰、益命门、利三焦、温肺润肠等功效，治虚寒喘咳、腰脚重疼、心腹疝痛、血痢肠风等。著名的京剧表演艺术家梅兰芳先生直到老年时仍然面色红润，这与他经常食用"核桃酪"是分不开的。

再说说龙眼，早在汉朝时期，龙眼就已作为药用。李时珍说："龙眼大补""食品以荔枝为贵，而资益则龙眼为良"。不少人休息不好会出现食欲不振、失眠健忘、面色苍白、身体浮肿的现象，这时吃一些补益心脾、养血宁神、健脾止泻、利尿消肿的龙眼，不仅可以开胃益脾、补脑健身，同时还能补血养颜，让您神采奕奕。

红枣的好处谁都知道，民间有"一日吃仨枣，红颜不显老"的谚语，其实，性温味甘的红枣除了补益脾胃、滋润气血、安神解郁的功效之外，还有调和药性的作用。红枣常被用于药性剧烈的药方中，以减少烈性药的副作用，保护正气。如著名的古方"十枣汤"中，就用大枣缓解甘遂、大戟、芫花等泻药的毒性，保护脾胃不受伤害。

对于枸杞，《本草汇言》赞之："使气可充，血可补，阳可生，阴可长。"我国历代医学界的老寿星都很喜欢喝枸杞酒来延年益寿。现代研究证实，枸杞有抗动脉硬化、降低血糖、促进肝细胞再生等作用，久服可增强体质，延缓衰老。中医学认为，枸杞性平和，味甘甜，有滋补肝肾、强壮筋骨、养血明目之功效。

这四种补益气血的食材加在一起，配上酸酸甜甜的酒酿，何愁神不安？

原料：核桃仁 30 克，龙眼肉 30 克，红枣 50 克，枸杞 30 克，酒酿适量，鸡蛋 1 枚。

做法：将核桃仁、龙眼肉、红枣、枸杞洗净后，加水适量，熬成浓汁。加入适量酒酿，熬煮开锅，将鲜鸡蛋打碎倒入，开锅后即成。

用法：早晚餐前服 1 碗，男女均可服用。服用期间忌食生冷、油腻、辛辣食品。

功效：滋补真阴，生精润肺，安神补血，对阴精亏虚、头晕目眩、失眠多梦、遗精盗汗、腰膝酸软、须发早白均有辅助治疗作用。

猪尾陈皮玉米须龙眼汤

（秋，补肾养血，安神利尿）

季减肥良方 肝肾亏虚者的秋

我有一个韩国学生，初来北京学习的，不是特别适应北京气候。虽然开学已经有一个多月了，但是她总是自觉无故全身特别乏力，而且总觉得自己浑身都水肿，头总是昏昏沉沉的，特别容易头晕，平日都没有什么精神。只要稍微一劳累，就会腰酸膝痛，胃口也跟着不好了。睡觉的时候总是在做噩梦，经常半夜就被吓醒。自从来北京以后，月经也特别不正常，量少，来月经时浮肿情况会更加厉害。搞到她现在心情也不太好，特别容易烦躁，于是就问我该怎么办。

我跟她说，她这是典型的脾肾两虚症状。脾虚的症状就是头晕，昏昏沉沉，食欲不振；而肾虚的症状则是乏力，水肿，容易惊恐，腰酸膝疼，月经量少，而且经期浮肿。当肾虚不能滋养肝的时候，还会出现所谓水不涵木的肝阴虚症状，例如失眠、烦躁等。像她这种情况，一方面是离开故乡有点思亲了，所以影响了心情；另一方面是水土不服，饮食也没有特别注意，缺乏锻炼导致的。除了自己调节好情志，饮食要注意营养和清淡，还要适当地进行体育锻炼以增强体质。

我建议她除了要抽空去运动以外，还可以在家自己煲煲汤，加强自身营养。有一个汤，很适合她。需要玉米须、猪尾、龙眼、广陈皮，以及精盐、料酒、味精、姜片、葱段和鸡蛋清。考虑到她刚来中国，可能都不知道有些菜在什么地方买，所以先用这些比较简单的材料做汤。

这个汤具有补肾养血、安神利尿的作用，适用于出现腰膝酸软、头晕心悸、阳痿早泄及妇女经期浮肿等症状的人。其中玉米须利尿消肿，猪尾补肾气、养肾精，龙眼养心安神，广陈皮理气和中，可以促进食欲，帮助消化。

喝了一段时间以后，学生就告诉我她睡觉好多了，而且可能休息好了，心情也跟着变好了，食欲也不错，人变精神许多。加上开始规律地进行锻炼，人确实瘦下来一些，显得不那么肿了。现在整个人状态很好，而且因为苗条了，心里特别高兴！

> 原料：玉米须 30 克，猪尾 150 克，龙眼 30 克，广陈皮 10 克，精盐、料酒、味精、姜片、葱段适量，鸡蛋清 1 个。

做法：

1. 将猪尾洗净去毛，用热水汆一下。

2. 在锅内加入足量凉白开水，放入汆过的猪尾，煮炖 1 小时。

3. 加入玉米须、龙眼、陈皮，以及精盐、料酒、味精、姜片、葱段适量，再用文火煮炖 45 分钟后，加入鸡蛋清 1 个，充分搅匀即可。

用法： 早晚各温服 1 碗，7 日为 1 个疗程。感冒时不宜服用。

功效： 补肾养血、安神利尿，适用于腰膝酸软、头晕心悸、阳痿早泄及妇女经期浮肿等症的辅助治疗。

山药扁豆桃仁粥

（秋，补肾益气）

秋天，对于慢性肾病患者来说，可以说是一年中最舒服的时候了。因为经过最难熬的夏天，到了这个季节，症状往往能有所减轻。从中医学五行的角度来说，秋天是属金的，而肾是水脏，金能生水，所以当水有病时，金能相助，使病情有所缓解。在这个时节，由于患者状态往往比较好，此时让他们身体好好休息，及时补充营养而且积极治疗，会事半功倍的！

慢性肾病患者因为长期有大量蛋白质流失，导致蛋白尿和低蛋白血症，但过分摄入蛋白质又会加重肾脏负担，所以饮食要特别注意。蛋白质是身体不可缺少的营养物质，是免疫反应的物质基础。如果长期摄入蛋白质偏低，会导致免疫力下降。虽然秋天肾病所引起的身体不适症状会有所减轻，但同时因为气温下降，天气也比较不稳定，所以这个时候身体容易受凉感冒。肾病患者最怕的就是感冒，因为感冒会容易导致慢性炎症转急，身体所产生的抗体与病原体产生大量的免疫复合物，这些复合物在身体代谢的时候会大大加重肾脏负担。所以这个时节肾病患者一定要保持适量的优质蛋白质摄取，并且做好保暖措施。

我们一般说的优质蛋白质食物，主要是指食物中的蛋白质所含人体必需氨基酸多，在人体内吸收利用率高。优质蛋白质食物包括鱼、瘦肉、牛奶、鸡蛋、豆腐及豆制品。给大家介绍一款粥，营养特别丰富，除了含有人体所必需的八大氨基酸，还有其他营养物质。最重要的是，这个粥容易消化，有健脾养胃、补肾益气的作用。

需要的材料有山药、白扁豆、核桃仁和小米。因为山药皮中含有皂角素，黏液里含有植物碱，少数人接触会引起过敏而发痒，所以在削山药皮时，可以带上一次性手套。如果皮肤直接接触了山药上的黏液，应立即洗手，而且避免再接触身体其他部位，以防这些部位也发生过敏。核桃仁的皮营养很丰富，有些人因为怕这个皮会带来苦涩味而喜欢刮掉它。其实当核桃仁煮熟以后，皮的苦涩味也会有所减轻，所以不必把核桃仁剥得太干净。这个粥如果要起治疗作用，必须早晚各服用1碗，并且要吃比较长的时间。

原料： 山药120克，白扁豆50克，核桃仁50克，小米50克。

做法：

1. 将山药洗净、去皮、切成片，核桃仁研成粗末。

2. 白扁豆、小米洗净后放入砂锅，用旺火煮沸，改用文火煮1小时。

3. 待白扁豆、小米煮熟后放入山药片、核桃粗末，再用文火煮15分钟即可。

用法： 早晚各服用1碗，7天为1个疗程。

功效： 健脾养胃，补肾益气。适用于补肾及治疗各种慢性肾小球肾炎。

助胃健脾汤
（秋，助消化，健脾胃）

每逢秋天，因为吃大鱼大肉的贴秋膘一族太多了，所以在门诊经常能碰到因为进补太过而导致消化不良、食欲不振的人。尤其是现在家长太过于照顾孩子，天气一冷，就让他们大鱼大肉地吃，生怕他们会营养不良，结果成了营养过剩不说，还变成消化不良，渐渐越补越瘦。

对于这种情况，首先要停止暴饮暴食，否则胃肠功能会彻底被搞乱，其次要清淡饮食，不要吃生冷、辛辣、油腻、甜食、硬物，以及粗纤维等刺激性强而不容易消化的食物，可以适当配合半流食，加上容易消化的食物。如果情况严重的话，可以停食一天，只吃流食，例如粥水、蜂蜜水、果汁等，让胃肠彻底休息，尽快修复并恢复功能。

等胃肠休息好以后，也不能立即猛吃，仍然要以清淡饮食为主，多喝汤以帮助补充能量。如果食欲不振仍存在，则可以用以下这个汤来帮助消食导积，加强胃肠蠕动。

这个助胃健脾汤，里面有山楂片、芡实、炒麦芽、薏苡仁、瘦肉及红糖，口感酸酸甜甜，容易入口，具有健脾胃、助消化的功能。主要适用于伤食而导致的消化不良、食欲不振。有些时候，如果因为过节应酬时吃多了，可以配合喝点这个汤来帮助消化。但这不是长久之策，只能偶尔临时使用。最重要的还是要注意改变饮食习惯，切忌整天大鱼大肉、肥甘厚味、暴饮暴食，以预防患上严重的消化道疾病，例如可致命的急性胰腺炎、急性胃溃疡大出血。饮食一定要清淡，晚餐一定要少吃，吃饭七分饱即可，这才是养生之道。

原料：山楂片9克，芡实12克，炒麦芽9克，薏苡仁9克，瘦肉150克，红糖适量。

做法：瘦肉洗净切片，各药装入纱布袋内一起放入砂锅中。加水适量，旺火煮开，再用文火煮至肉熟，去药袋，加调料和适量红糖即可。

用法：配餐食用。

功效：健脾胃，助消化。

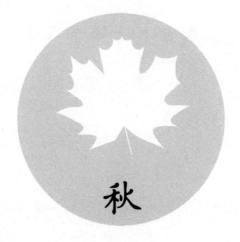

秋

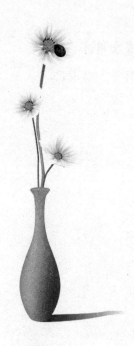

养在二十四节气

第五话

❖ 冬季饮食养生法 ❖

天冷时，人们都蜗居在暖和的室内，一旦出门，冷风刺激，皮肤的毛孔收缩，容易把热气淤积在体内。形象地说，就像冰里包着一个火球一样。加上近些年都是暖冬，人体的内热越重，就越贪图凉爽，久之，"阳气外泄，封藏不及"，身体抵抗力就会降低。

冬季有立冬、小雪、大雪、冬至、小寒、大寒6个节气。随着冬季节气的交替，人体的阴气渐重。此时，您一定要选好食物来补足脾肾的阳气，有效预防冬季易发的病症。

俗话说："冬天进补，开春打虎。"冬季的饮食要以"藏热量"为目的，可以适当多吃羊肉、牛肉、虾、海参等有祛寒功效的食材，让身体暖暖的。

同时，还要注意少吃咸味重的食物，多吃一些苦味的东西。因为冬天您的肾水旺，肾主咸，心主苦，如果咸味的东西吃多了，肾水就会变得更旺，人就会出现生殖系统方面的毛病，而吃苦味的食物可以让肾水和心火恢复平衡，有助于恢复身体平衡状态。

此外，大家还要注意少吃黏硬、生冷的食物，以免使脾胃的运化功能受损。

立冬

小雪

孟冬饮食养生方案一览表

孟冬节气	立冬	小雪
饮食处方标准	以疏理肝气为重，可选用枸杞、百合、龙眼、大枣、猪心等炖补	以食用一些滋阴潜阳、热量较高的膳食为宜，如牛羊肉、乌鸡、鲫鱼，同时也要多吃新鲜蔬菜以避免维生素的缺乏
饮食处方禁忌	忌燥热之品，以免伤及肝肾之阴	少食生冷、升发之品

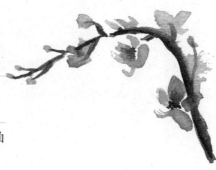

立冬

11月7日或8日

"立，建始也"，立冬表示冬季自此开始，万物收藏，以避寒冷。

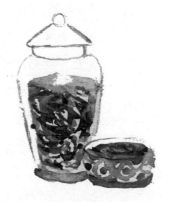

小雪

11月22日或23日

小雪表示降雪的起始时间和程度。

秋冬换季之时，病虫害多，过敏多发作，因此在孟冬调理的原则是：抗感冒防过敏，补益肝肾。

总体来说，孟冬时节生病的病因病机有以下三点。

（1）在将要进入冬季的时候，秋燥仍在"野火烧不尽，春风吹又生"的势态下侵袭人体，因此，仍要注意适时防燥。秋燥属风，冬燥属寒，要正确区分才能正确养生。

（2）冬为肾所主，初冬之时就要重视补肾，倘若人体跟不上冬季的步伐，来不及适应，容易造成肾虚之候。当肾虚开始加重，症见四肢冰冷、神疲乏力，就不是靠食疗就能快速治愈的了，与其当病情加重时再吃药治疗，不如防患于未然，先下手进行补肾。

（3）秋冬换季之时，由于压力过大、情志调节不畅等原因，常导致疾病出现，如失眠、烦躁、心慌、心悸，等等。

孟冬时节食材挑选举例

五谷： 大麦、糯米

蔬菜： 芥菜、山药、丝瓜

肉类： 猪心、猪腰、鸡爪、鸭肉、羊肉

水果： 西红柿、红枣、龙眼

坚果： 松子、胡桃、栗子

调味品： 葱、姜、料酒、花椒、茴香

养生关键词：芥菜、茴香

芥菜： 味辛、性温，入肺、胃经。功能醒脑、化痰、温中、开胃、明目、消肿。主治咳嗽咯痰、胸闷、耳鸣、视力下降、腹部冷痛、疮痈等病症。痔疮、便血以及热盛体质患者忌食。

茴香： 又名怀香。味辛，性温，入肝、肾、脾、胃经。具有温补肝肾、散寒止痛、祛痰止咳、理气和胃的功效。主治发热、咳嗽咽痛、目睛赤痛、寒疝腹痛、睾丸偏坠、痛经、脘腹胀痛、食少吐泻等症。孕妇忌服，无血瘀气滞之阴虚者慎用。

立冬

小雪

龙眼肉红枣猪心米汤

（冬，安神，补气血）

现代人因为工作压力大，失眠的人很多，我接诊过一位失眠患者，她每逢秋冬换季的时候都要失眠一段时间。别人都是因为冬天天气冷，新陈代谢慢，所以特别爱睡觉。她失眠那段时间特别容易烦躁、紧张，而且心悸、心慌，晚上特别难入睡，睡了也容易做噩梦而醒。经常半夜两三点就吓醒了，醒了就一直到天亮都睡不着。最主要这种情况还每年都出现，后来每年到这样的特殊时期，她都要跟单位请假，而感到特别困扰。我看她身体瘦弱，面色苍白无华，询问后发现她平素就比较疑神疑鬼，易烦躁。后来我除了给她开药方，让她每年在秋冬换季的时候，开始喝龙眼肉红枣猪心米汤，以预防、减轻这样的"特殊症状"。

这个汤具有益气补血、养心安神的功效。用于像这个患者一样气血两虚、烦躁失眠、不寐、心悸心慌、多梦、神经衰弱的症状特别有效。她服用后确实症状改善不少。

不过像这种患者，更多程度上是因为心理因素造成的，再加之病情较长而复杂，光靠喝这个汤来治疗，效果会比较慢，因此要配合内服中药。最主要的是要自我调节情绪，放松自己，才能有满意的效果。秋冬季阳光照射少，人体生物钟不适应日照时间的变化，导致生理节律紊乱和内分泌失调，人体的甲状腺素、肾上腺素分泌减少，使细胞兴奋性降低，易产生低沉情绪，总感觉到疲惫。中医学也认为，诸病多生于郁。人的情绪变化会直接影响到脏腑气血的平衡，忧伤肺，思伤脾，怒伤肝。在抑郁状态下，人的脾胃之气易郁结，从而造成消化功能失常，直接影响肝脏、脾胃功能。因此，应主动进行自我心理调节，适应大自然的变化，做到"不以物喜，不以己悲"。易感人群可以多晒太阳、多呼吸新鲜空气，经常外出锻炼身体，多参加一些集体性的体育运动。出现情绪低落时，不妨做些其他事情来分散注意力，如看书、运动、听节奏较欢快的音乐等，或与家人加强交流，相互疏解压力。

原料：猪心1个，龙眼肉、党参各30克，远志肉10克，大麦米30克，红枣（去核）3枚，精盐适量。

做法：猪心剖开切去油脂，洗净血水；龙眼肉、党参、远志肉、红枣、大麦米洗净。将所有原料放入清水锅内，上火，用中火煮2小时，下精盐调味即可。

用法：每天1次，两餐之中温热服用，连服7天。

适宜病症：烦躁失眠、心慌心悸、神经衰弱

适宜证型：气血两虚

方解：

君：猪心、龙眼、党参——益气养血、宁神定志

臣：远志、大麦、红枣——健脾养心

使：精盐——————调和诸味

功效：益气补血，养心安神。

立冬

小雪

西红柿芥菜汤

（秋冬，散风寒，祛湿邪）

健康清淡饮食，
让生病孩子好得
快

小孩子的抵抗力本来就比大人差，每年天气一转冷，各个幼儿园、小学都会出现流行性感冒。小孩子自己不知适时增减

衣物，玩耍出汗后又不知道及时擦干，所以特别容易受凉而引发感冒。

如果孩子感冒后，家长不注意调节孩子饮食的话，很可能会影响孩子的脾胃功能，时间一长，孩子的身体素质就会越来越差。最近我就接诊了一个因伤风感冒引起脾胃不良的小患者，不过说起来，还是家长的问题。小孩子秋冬季节容易受寒伤风感冒，而且往往不像春天的时候症状重。除了吃点感冒药以外，饮食宜清淡、易消化，小孩子生病的时候食欲差，家长看到孩子不吃东西，便想方设法地给孩子改善饮食，逼着孩子吃，最后孩子的感冒没好多少还引起了消化不良，所以着急带孩子来看病。其实，家长在这个时候要做的就是给孩子的脾胃一个调理的机会。如果这个时候，给他们做一个清爽的素菜汤，既能及时补充营养和水分，又能开胃，可以使他们康复得更快。

向大家推荐一款西红柿芥菜汤，材料、制作都很简单。很多人一直以为，芥菜是清热的，其实不然。它味辛，性温，有宣肺豁痰、温中利气的作用。所以对受凉引起的感冒、咳嗽、痰多有很好的辅助治疗作用。而且它入肺、胃、肾经，所以对消化功能也有很大帮助。西红柿里有大量的维生素 A 和维生素 C，有加强抵抗力、帮助炎性细胞修复的作用，中医学中认为它味甘、酸，性微寒，有生津止渴、健胃消食的作用，对于感冒引起的口渴、食欲不振有很好的疗效。两者一寒一热的配合，喝了让人既不容易上火，也不容易过寒。

这个汤清淡微咸，可单食用也可佐饮用，有散风寒、祛湿邪的作用。不管男女老少，服用此汤都可预防感冒，对于秋冬季感冒导致身热恶寒、头痛身重的患者可起到治疗作用。

原料： 芥菜 300 克，西红柿 200 克，精盐少许。

做法：

1. 将芥菜去杂质，用清水洗干净，切成小段，备用。

2. 西红柿去皮，用清水洗净，切成片，备用。

3. 将芥菜段、西红柿片一起放入锅内，加适量清水，先用武火烧沸，再用文火煮 30 分钟，加精盐少许调味即成。

立冬

小雪

第五话　冬季饮食养生法

189

用法： 配餐适量食用。

适宜病症： 受凉引起的感冒、咳嗽、痰多，不思饮食

适宜证型： 风寒束肺、寒湿浸脾

方解：

君：芥菜————宣肺豁痰、温中理气

臣：西红柿————生津止渴、健胃消食

功效： 本品清淡微咸，可单独食用也可佐饮用。功能散风寒，祛湿邪，一般人服用可预防感冒。秋冬季感冒导致身热恶寒、头痛身重的患者食用，可起到治疗作用。

苏游凤髓汤
（秋冬，润燥止咳）

立冬

小雪

◆ 养在二十四节气 ◆

190

苏游凤髓汤是一个古方，来自于《外台秘要》：苏游凤髓汤，用松子仁一两，胡桃仁二两，研膏，和熟蜜半两收之，每服二钱，食后沸汤点服。此汤专治肺燥咳嗽，肺燥咳嗽多见于体质比较弱的小孩和老人，多发于秋、冬二季，因为时值天气寒冷而干燥。现在很多人都不太明白什么叫肺燥咳嗽，其实肺燥咳嗽的典型症状就是干咳，久咳不愈，咽喉干，痰少而且不好咳出，秋冬季节病情加重等，且肺燥咳嗽患者往往多伴体型消瘦，有便秘、口干多饮、易烦热、出虚汗等现象。如果患者有咳嗽、痰多、质地浓稠、体型较肥胖、舌苔厚腻、大便黏滞不成形等湿气盛的症状，则不适合食用此方。因为这个方子是用松子仁、胡桃仁和蜂蜜做成的，所以特别油腻，是绝对不适合那种身体湿气重的人，否则病情只会加重。

虽然这个方叫苏游凤髓汤，但它并不是汤，而是糖。如果怕干吃太甜腻，也可以兑在温开水里，把它稍微搅至溶化再服用。此方还有其他组合：如加甘蔗汁1升、小米50克煮成粥，可以治疗心烦、咳嗽、口干、汗出、流涕、流唾液较多等热象比较明显的虚热咳嗽。此外，单煮1头百合，30克党参，30克茅根汤来送服这个"糖"，可以辅助治疗咳嗽伴咯血。要注意的是，糖尿病、高脂血症患者，以及有干咳绵绵不愈症状者，不宜食用本方。

原料：松子仁100克，胡桃仁200克，蜂蜜50毫升。

做法：

1. 将松子仁、胡桃仁去皮壳，研成碎末待用。

2. 蜂蜜倾入锅中熬熟，加入松子仁末和胡桃仁末，边熬边搅拌，至浓稠起锅，待凉即可。

用法：早晚餐前温热服用，每次服用10克，连服5日。

适宜病症：呼吸道感染，症见干咳、久咳、无痰

适宜证型：肺阴亏虚、肺中燥热

方解：

君：松子仁、蜂蜜——清肺润燥

臣：胡桃仁————润燥通便

功效：润燥止咳、通便。

注意事项：若有咳嗽痰多、痰质浓稠、体型较肥胖、舌苔厚腻、大便黏滞不成形等湿气盛的症状，勿服本方。另外，糖尿病、高脂血症患者，以及有干咳绵绵不愈症状者，不宜食用本方。

鸡爪阿胶汤

（冬，滋阴补气，祛风湿）

一到秋冬季节，各个电视台关于化妆品的广告都打出了保湿补水的功效，家里的梳妆台上也摆满了太太从各大商场买回来的保湿化妆品。皮肤在干燥的秋冬季节很脆弱，如果再加上环境污染，饮食不健康，作息不规律，就会加快皮肤老化的速度。虽然皮肤的好坏有一部分是遗传因素，但是后天保养也同样重要。

因此，皮肤应当根据天时、地利、自身的情况来调养。其实人体每天都会有胶原蛋白的流失，而且随着年龄的增长，新陈代谢逐渐减慢，皮肤的质地也会慢慢变差。所以可以适当喝点滋养皮肤的汤水，从内养外。我经常给太太炖一款鸡爪阿胶汤，她喝了以后感觉很不错。此汤的滋养作用很强，内含丰富的胶原蛋白，也就是我们中医学所说的，可以补阴活血，滋养肌肤。

这个阿胶，如果能买到粉状的最好，因为用起来比较方便，不过就是怕买到假的。如果要买好的阿胶，一般都是成块状的。阿胶买回来，要先让它浸透发好，变软才能切块做菜。有的人会先泡在黄酒里，隔水炖软，这样适合怕冷、底气不足的人用；有的人会拿猪油膏泡一个晚上，次日变软再用，这样适合皮肤特别干，甚至干到裂的人使用。一般都会把阿胶块用布包好，打碎成黄豆大一粒再煮，或者是先打碎成小片，再拿磨粉机把它磨成粉。虽说这个汤不用天天服用，但是也要定时长期服用一段时间，最好是定期规律地服用，才能一直保持皮肤细腻的状态。

以下介绍的用量是1个人两天服用的量，最好是在中、晚餐前服用，避免晨起空腹食用。虽说空腹吸收好，但是这个汤毕竟非常滋腻，如果早上就吃这个，易导致消化不良、胃胀等。所以如果消化不良的人，或者是血脂高的人，还是别喝这个汤了。服用此汤要连凤爪、冬菇一起服用。此汤除了可以滋养皮肤，还有一定的补气、祛风湿、养筋骨的疗效。

原料：鸡爪8只，阿胶150克，冬菇6只，姜片10克，精盐适量。

做法：

1.将鸡爪斩去趾甲，洗净，用沸水焯一下，捞出，洗净；阿胶先浸透发好，变软切块；冬菇先浸软，洗净。

2.锅内放适量清水煮开，放入鸡爪、阿胶、冬菇、姜片煮2小时，用精盐调味即可。

用法：中、晚餐前服用，7～10天为1个疗程。

适宜病症：皮肤干燥

适宜证型：气阴不足

功效：滋阴补气，祛风除湿。

胡桃山药莲子心糯米粥
（冬，补肾安神，固精缩尿）

滋养方 年底降"压"的

一年中大家工作最忙的时候往往是年底，正值冬季，本应多休息，身体贮藏能量，但实际却恰恰相反，这样并不符合养生的规律。工作紧张，饮食不规律，在这个寒冷的季节里，就更伤阳气和脾胃了。脾胃受损，就不能有效地吸收足够的营养，自然而然身体能量就会损耗得更快，体质就会越来越差。冬季寒冷，本来应该吃些能量高的食物以御寒，但是饮食又不能过于油腻，需要营养但又不失清淡，我建议大家可以试试胡桃山药莲子心糯米粥。

这个粥选材简单。其中，胡桃仁蛋白质丰富，油脂大，可以补充能量，而且具有顺气补血、止咳化痰、润肺补肾的功效，可以补脑、润肤、防脱发和发白等，特别适合秋冬季节食用。山药可同补肺、脾、肾三脏，有益肾气、健脾胃、止泻痢、化痰涎、润皮肤的作用。莲子心能治疗虚火（心烦、长期熬夜、精神紧张压力大等）导致的失眠，有清热、止血、涩精的作用。糯米特别适合冬季食用，因为它较一般的大米有更好的温补强壮作用，而且可以防止莲子心寒凉伤脾胃。此粥总括来说，有补肾安神、固精缩尿的作用，对遗精、滑精、阳痿、须发早白、腰膝酸软以及失眠早醒、小便频多等症有较好的辅助治疗作用。但这个粥不适合那些长期腹胀，平时饮食大鱼大肉的人，他们吃了以后腹胀情况会加重。

现代人为了省事省时间，喜欢用高压锅煮粥煲汤。但是从中医学角度来看，像高压锅、不锈钢锅都是金属做的，在食物或药物的加热过程中会释放出大量的铁。虽然现代医学提倡要吸收铁元素，但是释放出来的铁会影响食物药物之间的相互化学反应，反而会影响药效。为什么煎汤药的时候都禁止用金属锅，而一定要用砂锅，也是这个原因。砂锅是用土做的，中医学讲，脾胃是属土的，所以用砂锅煎出来的药或者做出来的食品，或多或少都有补脾胃的作用。还有一点，就是因为砂锅的特殊物质结构，使其受热和传导热的时候，每个角度传热都比较均匀，这样能保证在锅里加热的食物在任何角度温度都是大致相同的。如果拿铁锅和砂锅分别煮开水，铁锅永远是边上的水先煮开，中间的慢，而且中间的温度低；而砂锅是等半天水才开，但是边上和中间的水都是同时开的。用砂锅煮粥或者汤的味道比金属锅煮的要香，不信你可以自己比较试试。

不要认为喝点滋补的粥、汤就万事大吉了，冬天的时候一定要比其他季节更注意休息，不能过劳，否则再神奇的灵丹妙药也难以补救。

原料：胡桃仁 20 克，山药 1 根，莲子心 6 克，糯米 60 克，精盐适量。

做法：

1. 将胡桃仁捣碎备用；山药去皮后洗净，切成小块备用；莲子心、糯米分别用水洗净。

2. 将以上原料放入砂锅中，加足量凉白开水，用武火烧开并熬煮。10分钟后，改用文火，熬煮至粥成，加入适量精盐调味后即可。

用法：早晚温热，饭前或两餐之间食用，7～10天为1个疗程。

适宜病症：遗精、滑精、阳痿、须发早白、腰膝酸软、失眠、尿频

适宜证型：心肾不交

方解：

君：胡桃仁、莲子心————补肾养心、交通心肾

臣：山药、糯米————健运中焦脾土

使：精盐————调和诸味

功效：补肾安神，固精缩尿。

核桃仁丝瓜

（冬，补充脂肪，防脱发）

我有一哥哥经常在外面大鱼大肉的吃喝应酬，十年前就成为"三高"的一分子。每年体检都不合格，所以近些年就一直保持清淡饮食，虽然体重有所下降，但指标却还是偏高。刚迈入50岁时就开始脱发了，头上的发丝就剩不到1/5，而且冬天脱得尤其厉害。他听说核桃仁是治疗脱发的，但是考虑自己血脂高，还有糖尿病，又不敢多吃坚果这类油分大的东西，所以他很是烦恼。这头发也越愁越掉，本来长得风度翩翩的，现在就

跟一个70多岁老头似的。于是就来门诊找我，问我怎么办。我除了开汤药给他内服，还推荐了一道别致的小菜给他，既有营养，又很清淡。时值冬天，我告诉他，不能为了保持体重而不吃脂肪类食物。在这样寒冷的天气里，身体是需要脂肪的。总是吸收不够的话，会出毛病的。脱发虽然很大程度上跟自己油脂吸收过剩有关系，但当身体营养不良的时候也会脱发。一般人掉头发都是夏天比冬天厉害，但他却是反过来的，这就证明冬天营养不良，伤到肾气了，头发便自然掉得更凶。

这个菜很简单，就是由丝瓜、核桃仁做成的核桃仁丝瓜。香鲜适口，白绿相间，吃起来有丝瓜的清甜，核桃仁的香脆，鸡油的浓郁。在冬天偶尔吃一吃这道菜，既不会太清寡，也不会太油腻。核桃仁、鸡油有脂肪等营养成分，特别适合中老年人因为疾病控制饮食，或者消化功能弱而不能多吃肥肉的情况。他们可从核桃中补充不饱和脂肪酸，能强化脑血管弹性、促进神经细胞的活力，提高大脑的生理功能。而且，核桃含磷脂较高，可维持细胞正常代谢，增强细胞活力，防止脑细胞的衰退。另外，核桃仁除了健脑以外，还有防脱发的功效，因其可以补肾，对于肾虚的中老年人尤其合适。

这道菜相当可口，而且营养丰富，我这位哥哥还有了吃核桃仁的习惯，所以冬天脱发的情况明显改善。

立冬

小雪

原料：丝瓜200克，核桃仁100克，鸡油10克，料酒10克，水淀粉10克，姜5克，鸡汤100克，精盐、味精各适量。

做法：

1. 将核桃仁用水泡发后，剥去外皮、洗净；丝瓜剥去老皮，洗净，切成3.5厘米长的段；姜洗净，切末，备用。

2. 炒锅置于火上，放入花生油，烧至五成热，下核桃仁、丝瓜滑透后，捞出，控净油。

3. 锅内留少许油，下姜末炝锅，速下核桃仁、丝瓜，再放入精盐，翻炒片刻后，下入鸡汤，用水淀粉勾芡，淋入鸡油、味精，盛入盘内即成。

用法：配餐食用，每日 1 次；晚餐后服用，隔日 1 次，5～7 天为 1 个疗程。

适宜病症：脱发、须发早白、健忘、盗汗等

适宜证型：肝肾阴亏

方解：

君：核桃仁————补肾乌发、健脑益智

臣：丝瓜————清热凉血、解毒通便、祛风化痰、通经行血

功效：本品鲜香可口，白绿相间，形味俱佳。适用于老年人补充脂肪、补肾防脱发。

水鸭鱼肚汤

（冬，温补滋阴，健脾胃）

让爱美的你，不再四肢冰凉

相信很多女士，一到冬天的时候，手脚冰冷，容易疲倦，而且食欲特别不好。我也有不少女患者有类似情况，每次她们来门诊看病，给她们把脉时那双手真是冻得让人刺骨。她们也很痛苦，每次来开方，都要穿上很厚的手套和袜子，鞋子都不能是透气的那种，而且待在室外的时间不能太长，不然特别容易生冻疮。有些女士不爱运动，而且还很爱美，知道冬天容易长肉，所以刻意节食，加上工作、学习的压力，使脾胃受损，食欲就自然差了。时间一长，可能人还没瘦下去多少，精力却差了许多，而且手脚冰冷的情况会逐渐加重。

为怕冷的女士推荐一款水鸭鱼肚汤，吃了既不容易长胖，还对手脚冰冷、中气不足、食欲不振的人有特别好的效果。主料包括水鸭、鱼肚、怀山药、枸杞子和鹿茸。

水鸭，味甘，微寒而无毒，有补中益气、消食和胃、利水

第五话 冬季饮食养生法

197

消肿及解毒之功，对于病后虚弱、食欲不振者有很好的食疗功效，而且水鸭的肉味鲜甜、含脂肪少。

鱼肚，也叫花胶，味甘，性温，入肾经，有专补肾精的功效，冬天吃尤其适合。挑选花胶是有技巧的，优质的花胶外形板块大，厚而紧实，边缘刀口整齐而且厚度均匀，年限越陈越珍；色泽呈淡黄、洁净、有光泽，半透明，无血筋无黏物。真正的花胶并非整只均色或者全白晶莹通透的，有天然的纹路、不均匀的、琥珀色的反而是没有经过漂白的上品。

山药，可同时补肺、脾、肾，上中下三焦，味道清甜，与鸭子同煮，鲜香味更浓郁。枸杞子可以补益肝肾，以宁夏产的为佳，一般选择当年的，以粒大、肉厚、籽少者为上品。中医学认为，鹿茸是血肉有情之品，意思就是可以大补精血，而且还是可以很容易被人体吸收利用的良药。

这个汤温补滋阴、健脾胃、行血气。冬天服用可以使人精神抖擞，食欲增加，而且最重要的是，能直接改善血液循环，手脚也就不会那么冰冷了。而且这个汤非常鲜甜，女士们一定会喜欢的！

原料：水鸭1只，鱼肚150克，怀山药25克，枸杞子24克，鹿茸片1.5克。

做法：水鸭宰杀，鱼肚先浸数小时，将备好的原料与药材同炖，放入6碗水，炖3小时即成。也可隔水炖5～6小时。

用法：早晚餐后温热服用，7天为1个疗程。

适宜病症：四肢逆冷、中气下陷、食欲不振

适宜证型：脾肾阳虚

方解：

君：水鸭、鱼肚————补中益气、补益肾精

臣：怀山药、枸杞子————健脾益肾

佐：鹿茸片————大补精血

功效：温补滋阴、健脾胃、行血气。适用于手脚冰冷、中气不足、

食欲不振的人群。

补肾栗子汤
（冬，补肾益气）

月子病月子落，
月子餐调补不嫌
烦

　　最近单位有同事生小宝宝，我们大家都一起去看望，看着
小家伙躺在褓褓中不停地动，新妈妈那一脸幸福的表情，我顿
时觉得生命真是一个奇特的轮回。因为她本身身体不好，这次
生孩子更是经历了"九死一生"，所以我们领导决定让她多休一
个月的产假，等补好身子再来上班。这就使我想起前几天来复
诊的一位女患者。

　　这位女患者去年冬天生完孩子以后，因为月子没坐好，受
凉了，加上她本身体质比较虚弱，营养也没跟上，一坐完月子
就回单位上班，工作特别忙碌劳累，所以变得食欲特别差，人也
消瘦乏力，腰和膝盖每逢下雨或者天气稍微变凉都会酸痛。上
班没办法，夏天在开着空调的办公室里必须得穿长裤。按道理说，
她年纪轻轻，还不到30岁，不该虚成这样。她的婆婆也特别担
心她的身体，本来还想让她再生一胎，好好坐个月子，但看她
这样的身子，怕连胎都坐不住。按照她当时的身体情况，流产的
可能性是很大的，这样身体只会更糟糕。我除了给她开汤药内
服以外，还建议她在秋冬季节，可以喝点补肾栗子汤。还嘱咐她，
平时饮食一定要均衡有营养，而且要吃好吸收的食物，绝对不
能光吃零食就当一餐，必须要戒掉冷饮冷食。像她这样平素体
质弱的人，食欲也不好，不能因为忙碌就不定时吃饭，否则再
好的汤，也不能很好地吸收。

199

此汤的主料是栗子、北芪、猪腰和枸杞。这里选择的北芪，就是东北黄芪，因盛产于我国北方，故名北芪。它是重要的补气药，因为全身之气它皆能补益，能补脾健胃、补肺益气、补气固气、补气消肿、补气生血、补气通络、补气升提、补气托毒、排脓生肌。所以古人把它推崇为"补气诸药之最"。用了这个补气的北芪，再加上同样也很补气的猪腰，共奏益肾气、厚肠胃之效，很适合那些食欲不振、腰膝无力的女性患者。汤味道浓郁香甜，特别适合在秋冬季节服用，除了材料比较应季以外，还不容易上火。

原料：栗子肉 10 克，猪腰 1 只，北芪 25 克，枸杞子 20 克。

做法：栗子去壳、衣洗净，猪腰剖开洗净，加各类药材、水 8 碗，煲熟栗子即成。饮汤食栗子。

用法：两餐之中温热服用，每日 1～2 次，连服 3 日为 1 个疗程。

适宜病症：腰膝无力、消瘦乏力、食欲不振

适宜证型：肾气虚

方解：

君：北芪————补气诸药之最，补益全身之气，升提固脱
　　猪腰————益肾气、厚肠胃

臣：栗子————养胃健脾、补肾强筋

佐使：枸杞子——调和诸药，提高补养肝肾之效

功效：益肾气，厚肠胃。

肉苁蓉锁阳鸡肉汤
（冬，补肾壮阳，通便）

身体零件衰老了
也会使秋

记得有一次我去学校讲课，课后有一个学生走过来跟我说，

他的奶奶70多岁了，一直都受便秘问题困扰，因为年纪大了，老是腰膝酸软，小便清长。他知道，如果使用像番泻叶这种泻剂，对身体伤害特别大。去看医生，都给用开塞露，可是又会产生依赖性。因为他也是中医初学者，所以面对这种复杂的病，又考虑到他奶奶年事已高，脾肾两虚，不知道开什么方好。他奶奶因为怕苦特别不爱喝中药，而且总觉得便秘不是什么大问题，就是人老了，零件不好用的自然衰老现象。

我给他推荐了由鸡肉、肉苁蓉、锁阳、生姜、枣熬成的肉苁蓉锁阳鸡肉汤。此汤有补肾壮阳的功效，可以润燥通便，治疗像他奶奶这种因为脾肾阳虚导致的便秘是最适合不过了。

但他不明白处方中为什么是生姜4片、枣2枚。因为一般都是姜3片、枣10克这么用的。我告诉他这是河图洛书《易经》的内容。四为金，二为火。大肠是属金的，脾属火，而这个汤是给脾肾阳虚、命门火虚的便秘患者服用的，所以要用到这两个数。生姜是温性的，如果用到4片，不就可以温到大肠吗？枣是补脾胃的，如果用到2个不就可以温脾阳吗？肉苁蓉、锁阳又是温肾阳、润大肠的要药。鸡属金，而且小母鸡的补脾胃作用很强。所以诸味配合，温阳补脾肾，效果甚好。

原料：鸡肉250克，肉苁蓉30克，锁阳30克，生姜4片，枣2枚。

做法：

1.选鲜嫩小母鸡肉，洗净，切块；肉苁蓉、锁阳、生姜洗净；红枣去核，洗净。

2.把全部用料放入锅内，加清水适量，武火煮沸后，文火煲2～3小时，调味即可。

用法：每天1次，隔日温热服用，3～5次为1个疗程。

适宜病症：便秘

适宜证型：脾肾阳虚

方解：

君：肉苁蓉、锁阳————温补脾肾、润肠通便

臣：鸡肉————补益脾胃

使：生姜、枣————散寒健脾

功效：补肾壮阳，润燥通便。

凤爪羊肉栗子汤
（冬，补肾气，强筋骨）

凤爪富含胶原蛋白

我认识一位阿姨，因年轻时受凉、劳累落下了病根，现在年纪大了，经常觉得胃凉，吃进肚子里的东西都必须要经过加热，连常温的都嫌凉。而且秋冬季节，天气冷的时候，她还得一直抱一个热水袋敷在胃上，否则就会不舒服。她不只胃冷，全身都怕冷，夏天不敢穿短袖，都得穿两层衣服，一吹到风就全身发抖，腰腿酸痛。

有一年圣诞节，她打电话问候我，顺便也说了说她的情况。因为她自己不想长期吃药，就问我有什么好的食疗方法。我想到她爱吃凤爪，又正好是冬天，不如再放点羊肉、栗子进去，炖个特别香浓的煲，暖暖身子。

于是我让她去买栗子、羊肉、凤爪、荔枝干，然后配上老姜片、葱段、料酒、盐各适量，做成凤爪羊肉栗子汤食用。说起荔枝，估计大多数人都会想起那句著名的诗，"一骑红尘妃子笑，无人知是荔枝来"。据说后人还为荔枝到长安后是否还新鲜这个话题争论不休。《玉楸药解》中说，荔枝，甘温滋润，最益脾肝精血，阳败血寒，最宜此味。功用与龙眼相同，但血热宜

立冬

小雪

养在二十四节气

龙眼，血寒宜荔枝。干者味减，不如鲜者，而气质和平，补益无损，不至助火生热，则大胜鲜者。所以我们煲汤或是做菜最好用荔枝干。

凤爪就是鸡爪，它含有大量的皮、筋、胶质和丰富的胶原蛋白，是鸡身上最有营养的部分，性温，味甘，温中益气，填精补髓，活血调经，能软化血管，还有美容的效果。

栗子、羊肉、凤爪、荔枝干共奏补肾气、强筋骨之效，特别适用于肾亏阳痿、体虚怕冷、腰膝酸软、脾胃虚寒的患者。

原料：栗子200克，羊肉250克，鸡爪5只，荔枝干6枚，姜、葱、料酒、盐各适量。

做法：

1.羊肉洗净切片，用水漂去腥味，放油锅内爆香，加姜、葱、料酒，煮15分钟，去掉姜、葱，羊肉倒出待用。

2.鸡爪用开水退皮，洗净，与荔枝干一起放入锅内，加冷水煮20分钟，放入羊肉、栗子，再煮40分钟即可。

用法：早晚餐后温热服用，连服3天。

适宜病症：体虚怕冷、阳痿滑精、腰膝酸软

适宜证型：脾肾虚寒

功效：补肾气、强筋骨、温脾胃。适用于肾亏阳痿、体虚怕冷、腰膝酸软、脾胃虚寒等症。

仲冬饮食养生方案一览表

仲冬节气	大雪	冬至
饮食处方标准	宜进补牛、羊肉之品，适当食用辛辣、温热之品以维持身体热能	饮食上宜多食甘寒、养阴之品，防止进补太过
饮食处方禁忌	少食生冷食物	少食辛辣、燥热、升发之品

大雪

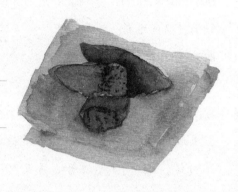

12月7日或8日

降雪量增多，地面可能积雪。

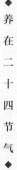
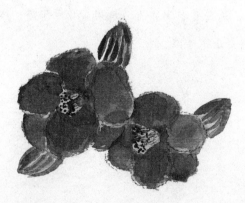

冬至

12月21日－23日

冬至是按天文划分的节气，古称"日短""日短至"，意指寒冷的冬天正式来到。

仲冬逐渐寒冷，室内外温差大，容易受凉，外面毛孔缩小，把内热郁在内，形成"寒包火"现象。肺为娇脏，喜温恶寒。当身体营养不良，或者过度劳累，抵抗力会有所下降，而寒又容易伤肺，所以易发流行性感冒、支气管炎、哮喘等呼吸系统疾病。除此之外，这段时间也是急慢性胃炎、消化不良、腹胀等消化道疾病的高发期，应注意预防和保健。

《冬九九歌》把冬至日作为数九的第一天。进入"冬至"后，人体生理活动处于抑制状态，新陈代谢减慢。根据"冬主藏闭"，冬藏精的自然规律，冬令进补使营养物质转化的能量储存于体内，滋养五脏。

总体来说，仲冬时候生病的病因病机有以下两点。

（1）正式进入冬季，寒邪侵袭人体的机会大大增加，脾虚感寒腹泻为此时的常见病。

（2）严寒干燥的冬日，口眼易干燥，而且皮肤缺水的现象严重，常见皮肤干燥、粗糙、瘙痒等症状，应注意保湿，饮食上宜多用养阴之品。

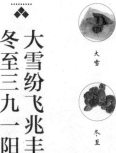

大雪纷飞兆丰年，
冬至三九一阳生

大雪

冬至

仲冬时节食材挑选举例

五谷：大豆、高粱

蔬菜：菠菜、冬瓜

肉类：猪肉、猪皮、牛肉

坚果：杏仁、栗子

调味品：姜、盐、香油

养生关键词：栗子

栗子：本品被称为"干果之王"。味甘，性温，入脾、胃、肾经。功能养胃健脾、补肾强筋、活血止血。主治反胃、腹泻、腰膝酸软、齿根松动、吐血、便血，以及瘀血肿痛。肾精亏虚者或老年人宜适当经常食用。忌与牛肉同食。脾虚湿盛者不宜食用。

第五话 冬季饮食养生法

冬瓜牛腩杏仁煲
（冬，补肾养肺，润肠缩尿）

冬天寒冷，大家都喜欢在冬天炖点牛腩来暖暖身子。冬瓜虽名为"冬"瓜，但却盛产于夏季，借助于种植技术的发展，我们现在一年四季都能吃到冬瓜。一般咱们都说，冬天要少吃寒凉的东西，尤其像冬瓜这种，不是应季而且比较凉的东西更应该少吃。但是中医学认为冬瓜入肺、胃、膀胱经，根据"寒因寒用"理论，对于那些体内有郁热，但因为季节原因身体外在表现为寒的人，如有冬日干咳少痰、夜尿频多、大便干结等内热象，而又有四肢欠温、腰膝酸软等外寒象的人尤其适合食用冬瓜。但是毕竟其性还是寒凉，所以不能像夏天那样单吃它当一道菜，需要加点像牛腩这种温补之物来使它不伤害人的脾胃功能。冬瓜除了大家知道的清热、利尿作用外，还有一定的养阴作用。秋天收成的冬瓜，存储至冬天以后，因为瓜里部分水分蒸发掉了，所以味道比咱们夏天吃的冬瓜要甜得多。中医学有一种说法，就是"甘寒生津""甘寒滋润"。在冬天这个季节，大家常常因为进补太过而容易上火，如果偶尔吃点甘寒的食品，就可以中和一下，或者是吃肉的时候加点这类食品，既可以补身子又不上火。

中医学有一个说法就是哪个脏腑有问题，就应该在对应的季节进补，这样事半功倍。所以有肾系问题，如腰膝酸软、尿频多、乏力、冬日干咳等，在冬天进行治疗的话效果会较其他季节明显得多。牛腩是大补阳气的，而且能健脾胃、益精血。这个煲妙就妙在放了杏仁。南、北杏仁即可开肺，又可润肠。

大雪

冬至

◆ 养在二十四节气 ◆

对于冬季干咳、大便干结有很好的治疗作用。中医学的五行学说里有金水相生的治疗方法。肺为金脏，肾为水脏，金能生水。所以冬天吃点属金的食物，可以起到补益肾精的作用。冬日干咳，或者过敏性咳嗽，在中医学中认为是由肾不纳气、肺气不宣所致。广陈皮有理气作用，可以宽胸健脾，帮助营养更好地吸收，而且炖牛肉放点陈皮，味道更香浓。枸杞补益肝肾，性温。

大家可能会觉得奇怪，平常咱们炖肉，也就拍2~3片姜进去，为什么这里特意要用6片呢？在《易经》里有说，"一六为水"，其中六为一加五之数。一是水，而五是土。中医学认为，肾为水脏，脾为土脏，所以切6片姜，是有道理的。冬天不能吃过咸，否则会伤肾，所以精盐一定要少放为妙。

综合本食疗方补肾养肺、润肠缩尿的功效特点，适用于冬日干咳少痰，四肢欠温，腰膝酸软，对大便干结、夜尿频多等都有良好的辅助食疗作用。全家不管男女老少，在寒冬日子里，偶尔吃一点这样的煲都是非常滋补的！

原料： 冬瓜300克，牛腩500克，枸杞15克，南杏仁和北杏仁各10克，广陈皮6克，鲜姜片6片，精盐适量。

做法：

1. 冬瓜洗净，连皮切成豆腐块；牛腩洗净切成块，用开水汆一下备用；陈皮用温水浸软备用。

2. 砂锅内加入足量凉白开水，将冬瓜、牛腩、枸杞、南北杏仁、鲜姜等放入锅中，用武火煮开。10分钟后，改用文火煲煮2~3小时，加入适量盐调味即可。

用法： 汤肉各半，中午、晚上温服各1碗，3天为1个疗程。

适宜病症： 冬日干燥引发的干咳少痰、四肢欠温、腰膝酸软、大便干结、夜尿频多

适宜证型： 肺燥肾虚

方解：

君：杏仁、牛腩——补养肺肾、润肠缩尿

臣：陈皮、枸杞——健脾温肾

佐：冬瓜————养胃解热

使：姜、盐————调和诸味

功效： 补肾养肺，润肠缩尿。

大豆猪肝汤

（冬，补脾养血）

　　记得小时候家里条件一般，妹妹因为身体不好，面色总是萎黄无华，头发稀少而且颜色发黄，消化功能也不好，身体瘦瘦的，一看就是营养不良。后来母亲听说大豆和猪肝都很有营养，而且价格便宜，就买回来给大家吃，虽然只有两样东西，但是母亲总能变换出不同的花样来，让我们几个小孩子几乎天天吃也不会腻。妹妹吃了一段时间后，气色变得红润了许多。我现在就说说母亲众多花样做法中简单的三种。一个是汤，一个是凉拌菜，一个是炒菜。

　　大豆猪肝汤，做法比较简单。将80克猪肝洗净切片并浸泡，再反复洗净；100克大豆洗净，将大豆入锅中加水煮至九成熟。在炒锅里爆开花椒、姜、葱丝，把猪肝片倒进去爆炒至快熟，将煮好的大豆连汤一起倒进炒锅里，汤滚开后放少许的盐调味即成。

　　至于凉拌菜，需要熟大豆100克，猪肝80克，高汤适量，以及姜、葱丝、盐、酱油、花椒、辣椒面、辣椒油。大豆可以煮熟，也可炒熟。煮大豆时，要适当放一些盐，煮完后捞出待用。炒大豆则一定要熟透，如果不熟，食用后可引起中毒。炒大豆时可适当加点盐，也可根据个人喜好放点辣椒面，用小火不停地翻炒10分钟以上即可。锅内放入食用油，油热后加葱、姜、辣椒炝锅，加入高汤，煮沸后加入熟大豆，加盐焖煮10～15分钟，待汤汁略收干即可装盘待用。在炒锅里爆开花椒、姜、葱丝，加入反复洗净的猪肝片，爆炒至彻底变褐色，加味精调味，起锅捞出。再把焖煮好的熟大豆、猪肝与辣椒油、盐、酱油、葱花一起凉拌调味，放凉让其吸收调料入味即可。

还有就是猪肝炒大豆。需要大豆100克，猪肝80克，高汤适量，以及姜片、葱段和少许盐、黄酒、酱油、淀粉、花椒。先把大豆煮熟。猪肝切片处理好后，加黄酒、酱油、干淀粉拌匀上浆，倒入热油锅汆至肝片挺起，捞出待用。锅内留油加热，放姜片、葱段、花椒煸炒后，把油汆过的猪肝片倒入锅中，加大豆和盐略炒，再加点高汤，滚开后用少许淀粉勾芡即可。

大豆味甘、性平，可健脾宽中、润燥消水、清热解毒、益气。而猪肝甘、苦，性温，可补肝明目，其中含有丰富的铁、磷，是造血不可缺少的原料。猪肝中还富含蛋白质、卵磷脂和微量元素，有利于儿童的智力发育和身体发育。二者结合，可健脾养血，特别适用于体虚、营养不良者。

原料： 大豆100克，猪肝80克，调味佐料少许。

做法： 先将猪肝洗净切片，黄豆洗净，将黄豆入锅中加水煮至八成熟。再加猪肝片共煮熟，最后加入佐料调匀即成。

用法： 每日都可服用，2～3周后起效。

适宜病症： 面色萎黄无华

适宜证型： 营血亏虚

方解：

君：大豆————健脾宽中、润燥消水、清热解毒、益气

臣：猪肝————补肝明目养血

功效： 本汤具有补脾养血之功效，特别适用于体虚、营养不良者。

栗子瘦肉汤

（冬，健脾）

冬季腹泻，除了食物中毒、细菌病毒感染以外，有一类是由于暴饮暴食，导致胃肠负担过重，肠功能紊乱；还有一类就是体虚受凉，胃肠功能虚弱而致。因为大多数秋冬季节的腹泻都具有自限性，所以许多医生一般都不给予特殊药物治疗，只是会嘱咐患者要注意及时补液，以免发生脱水现象。

中医学讲，腹泻主要是因为湿盛和脾虚两种因素所引起的。前者就是食物中毒、细菌感染、过饮过食所导致，一般都是急性发病，而且泻后自觉舒畅；后者则是体质虚弱的人，因为外界原因，例如受凉、消化不良、劳累等引起缠绵不愈的腹泻，病情较缓，而且通常是无味的稀便。对于后者这种情况，不能坐视不管，否则时间长了，容易导致气虚而脱肛。

脾虚泄泻的治疗，重在健脾。健脾有很多方法，不过最好就是通过饮食治疗。栗子瘦肉汤就特别适合这种脾虚泄泻的患者长期饮用，尤其在寒冷的冬季。

这个汤健脾止泻，固肾益精，补益身体。栗子能养胃健脾、补肾强筋，莲子也是补益脾胃之品，陈皮则能健脾理气，帮助脾胃消化吸收。猪肉有一定的补虚作用，选用瘦肉既可以帮助汤提鲜，又可以避免汤过于肥腻，影响脾胃消化吸收。所以不仅是脾虚泄泻的人能饮用，一般人在身体比较虚弱、气虚乏力、精神不振的时候，也能饮用来改善症状，强身健体。

原料：栗子 300 克，莲子肉 40 克，陈皮 10 克，瘦猪肉 240 克，

大雪

冬至

◆ 养在二十四节气 ◆

精盐少许。

做法：

1.将栗子煮熟后去壳、去衣，取肉；莲子肉、陈皮和瘦猪肉洗净，莲子去心，保留红棕色的莲子衣，猪肉切片。

2.锅内加清水，用猛火煮至水开，放入全部原料，改用中火煮3小时，用精盐调味即可。

用法： 配餐服用。

适宜病症： 泄泻、神疲乏力

适宜证型： 脾肾阳虚

方解：

君：栗子、猪瘦肉——温肾暖脾

臣：莲子肉、陈皮——补脾理气

使：精盐—————调和诸味

功效： 健脾止泻，固肾益精，补益身体。

糖酒猪皮汤
（冬，滋阴养血）

水嫩皮肤吃出来

　　我的一位女学生，体质比较虚弱，面色发黄。因为北京天气比较干燥，基本上除了夏天以外，其他时候她的皮肤都是干干的，尤其是冬天，经常看到她嘴唇上有几道深深的裂纹。她说自己在春、秋两季，都不敢穿短裤和裙子，因为小腿皮肤都已经干裂成鳄鱼皮一般，冬天的时候，涂什么乳液、油脂都不能吸收，而且因为皮肤干还经常瘙痒。有时候忍不住了，就会挠破皮肤，后来还演变成一片片红斑。涂点药膏，要么就是不吸收，要么就是吸收太快，根本不够涂的。我给了她一个小食疗方，就是用黄酒和红糖熬猪皮，其实是个甜点。

我想的这个方法其实大家都可以试一下，特别是爱美的女性，因为这里面的三种食材都有美容的作用。猪皮自不必说了，丰富的胶原蛋白可减皱美容，医圣张仲景早在《伤寒论》中就指出猪皮有"和血脉，润肌肤"的作用。可是红糖的美容作用大家可能就不太了解了。红糖味甘，性温，能补中缓急，和血行瘀，而且性温的红糖是通过"温而补之，温而通之，温而散之"的方法来发挥补血作用的。被称为"液体蛋糕"的世界上最古老酒类之一的黄酒以大米、黍米为原料，含有21种氨基酸，既不伤肝也不伤胃，不仅能舒筋通络，补血养颜，还可祛寒通经，最主要是黄酒中含有丰富的维生素 B_1、维生素 B_2、烟酸、维生素 E 等营养素。这样的三种美容食品加在一起，长期食用，不仅可美容、抗衰老，还能活血保健。

原料： 猪皮 150 克，黄酒 30 克，红糖 30 克。

做法：

1.将猪皮洗净，切成小块，放在砂锅内，加入适量清水和黄酒，先用武火煮沸，再用文火熬煮 2 小时左右，经常加水，防止烧干。

2.待猪皮稀烂后，加入红糖，拌匀，当点心食用即可。

用法： 每周 2 次，睡前温热服用，3 周为 1 个疗程。

适宜病症： 皮肤粗糙、瘙痒

适宜证型： 血虚干燥

方解：

君：猪皮————和血脉、润肌肤

臣：红糖————补中缓急、和血行瘀

佐、使：黄酒——舒筋通络、补血养颜、驱寒通经

功效： 滋阴养血、和脉止血。

猪胰菠菜汤

（冬，养阴清热）

菠菜可以说是糖尿病患者最适合吃的蔬菜之一。菠菜叶中含有一种类胰岛素样物质，其作用与胰岛素非常相似，有助于血糖保持稳定，而且口服时，不会被胃酸破坏，可被人体吸收。菠菜一年四季都有，价格也不贵，从根到叶子都可食用，所以非常适宜糖尿病患者食用。哈佛大学的一项研究还发现，每周食用2~4次菠菜的中老年人，因从中摄入了一定量的维生素A和胡萝卜素，可降低患视网膜退化的风险，从而保护视力。对于糖尿病视网膜病变患者，是最适合不过的。以下这个以菠菜为原料的汤，对于糖尿病的治疗有很好的辅助作用。

糖尿病患者都有严格的饮食控制，有些患者为了让自己更好更快地稳定病情，所以就吃得特别少，知道自己得了这个病，容易导致脂肪和蛋白质代谢紊乱，所以在少吃主食（淀粉类食物）的同时，会有连肉也不能吃的错误认识，最终血糖往往控制得并不理想。其实，糖尿病患者的饮食并不需要这么苛刻。主食要严格控制，以稳定血糖，这是肯定的。但是因为糖尿病患者吃的东西已经很少了，如果再不吃肉类，会导致营养不良，不利于病情稳定，人会变得越来越消瘦。

下面给糖尿病患者介绍的猪胰菠菜汤只需要猪胰脏、菠菜和柴鸡蛋即可。若是胆固醇偏高的患者，可以去掉一个鸡蛋黄。吃的时候要连胰脏一起服用。

猪胰腺，有益肺止咳、健脾止痢、通乳润燥的作用。中医学讲究以形补形，吃猪的胰腺，可以改善人体胰腺的功能。虽然西医学研究发现，猪的胰腺可以提炼出胰岛素，口服胰岛素会被胃酸分解，但是猪胰腺里含有其他帮助糖、脂肪、蛋白质消化的酶原，它们不会在胃里被消化分解，可以到达小肠，配合人体（人胰脏）分泌的活性酶，使这些酶原被激活，从而发挥功效。故服用猪胰腺，虽然不能直接补充体内胰岛素，但是对于改善糖尿病患者糖、脂肪、蛋白质的代谢紊乱却有很大的帮助。这个汤有养阴清热的功效，对于肺胃燥热型消渴（糖尿病）特别有效，症见烦躁、口干多饮、多食而体瘦者。但是有肾结石病史者禁用。

原料： 猪胰脏 1 个，菠菜 60 克，柴鸡蛋 2 枚。

做法： 先把猪胰脏洗净，切片，加适当调料煮熟，加入菠菜，再打入蛋花制成汤。

用法： 早晚配餐温热食用，连服 3 天。

适宜病症： 烦渴多饮、易饥形瘦、口干舌燥

适宜证型： 阴虚燥热

方解：

　君：猪胰—————益肺止咳、健脾止痢、通乳润燥

　臣：菠菜、鸡蛋——益胃养阴、健脾助食

功效： 糖尿病饮食治疗之养阴清热法。

菠菜葛根蛋清汤
（冬，清止消渴）

生津止渴菠菜根

多数人在烹调菠菜的时候，都会习惯性地把菠菜根切去不要，其实是很可惜的。它不只是色泽好看，而且营养丰富，含有纤维素、矿物质、维生素 A、B 族维生素、维生素 C 等营养

素。特别是维生素 A、维生素 C 的含量比一般蔬菜多，是低热量、高纤维素、高营养却不含脂肪的减肥蔬菜。肥胖者常食此菜，具有良好的减肥健美作用。

菠菜葛根蛋清汤中菠菜根清热养阴，生葛根生津止渴，蛋清滋阴补虚。所以三者相配，可养阴补虚、清止消渴，很适合糖尿病患者经常食用，而且这个汤比较素，还不会导致血脂升高。

菠菜固然是很好的食品，但是对于结石患者和肾炎患者还是不要食用，否则容易加重病情。在烹调菠菜的时候，切忌与钙质丰富的食品，如豆腐、海带等一起煮用，否则会生成草酸钙，既不利于人体吸收菠菜的营养，也会导致结石的生成和加重。

原料：嫩菠菜根 200 克，生葛根 20 克，鸡蛋 3 枚取其清，盐、植物油适量。

做法：生葛根用开水浸泡 30 分钟。蛋清放入碗中蒸熟，切成条。用油煸炒菠菜根、生葛根熟透后，加入鸡蛋清，放入泡葛根水煮开，加入调料即可。

用法：早晚餐后温热服用，隔日 1 次，5 次为 1 个疗程。

适宜病症：口干渴、皮肤干、饮水多、小便多的糖尿病患者

适宜证型：阴虚消渴

方解：

君：菠菜根——清热养阴

臣：生葛根——生津止渴

佐：鸡蛋清——滋阴补虚

功效：养阴补虚、清止消渴，适宜糖尿病患者食用。

注意事项：结石、肾炎患者不宜多食菠菜。

枸杞麦冬蛋丁

（冬，保肝，滋阴养血）

作为消化科门诊的大夫，能经常遇到肝炎肝硬化的患者来求诊。大家都知道，肝病是个很麻烦的病，因为得了这个病以后，有许多的食物是需要忌口的，例如高脂肪、高油分、高蛋白的食物。但是到了冬天，这些患者因为不敢多吃肉类及蛋白质丰富的食品会导致营养不良，其实这样不利于肝细胞的恢复，反而会加重病情。毕竟身体里的细胞都是需要养分的。

有这样一道菜，特别适合肝硬化早期患者在冬天食用。准备的材料有鸡蛋、枸杞子、麦冬、瘦猪肉和熟花生米。这个菜可以根据个人病情来调整原料。如果患者合并有血脂高、胆固醇高，胆囊有问题，或者肝硬化病情较重，已经影响到胆汁的生成，可以去掉1~2个蛋黄。

正常来说，花生米先炸过再来炒菜会更香。但肝炎肝硬化患者最好吃煮花生，这样可将花生仁和花生衣同吃。花生衣（即粉红色的薄皮）含大量的止血素，有凝血止血的作用，可使受损伤的肝脏血管得到修复和加固，使其重新担负起"肝藏血"的功能。麦冬、枸杞相互配合，可以滋养肝肾，加强保肝营养作用。瘦猪肉有滋阴养血的作用。中医学认为，肝属木，水能生木，所以在冬季服用一些补益滋阴养肾之品，可以"水涵木"，使得水木相生。猪肉的补性不强，对于肝炎肝硬化患者，由于他们的消化功能已经比正常人弱一些，所以吃这道菜不会因为过补而导致胀气。但是，毕竟猪肉、花生、鸡蛋这些都是油脂成分较大的食品，所以在冬天偶尔吃吃便可，不能过量，否则会加重肝的代谢负担，从而影响病情。

原料：鸡蛋 3 ~ 4 枚，枸杞 30 克，麦冬 10 克，瘦猪肉 30 克，熟花生米 30 克。

做法：

1. 麦冬煮熟切成小粒，瘦猪肉洗净切成肉丁。

2. 将鸡蛋打入碗中，加少量盐，调匀，隔水蒸熟，冷却后切成蛋丁。

3. 锅内放适量油旺火加热，放入肉丁炒熟，再投入蛋丁、枸杞、麦冬、花生米翻炒均匀，放适量调料。

用法：当菜配餐食用。

适宜病症：右上腹疼痛，起急后加重，口苦、两胁胀痛

适宜证型：气滞血瘀

方解：

君：鸡蛋、猪肉——滋阴养肾以保肝

臣：枸杞、麦冬——滋养肝肾

佐：花生米————凝血止血

功效：滋阴养血，保肝健身。对肝炎、肝硬化有很好的保肝作用。

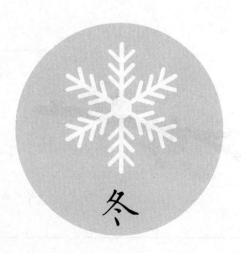

冬

季冬饮食养生方案一览表

季冬节气	小寒	大寒
饮食处方标准	饮食应遵守"保阴潜阳"的饮食原则。宜减咸、增苦，以养心气，并使肾气坚固。宜热食，防止过寒损害脾胃阳气	适逢春节，注意避免饥饱失调，多食用黄绿色蔬菜，如胡萝卜、油菜、菠菜等。冬令进补的重点应放在固护脾肾、调养肝血上
饮食处方禁忌	切忌黏硬、生冷食物	燥热之物伤脾胃，不可过食

小寒

1月5~6日

寒即寒冷，小寒表示寒冷的程度。俗话说，"冷在三九"而"三九"多在小寒节气内。

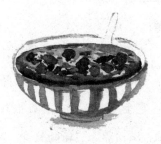

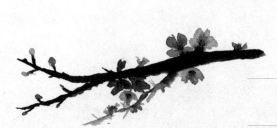

大寒

1月19日－21日

一年中最冷的时候。

总体来说，季冬时候生病的病因病机有以下三点。

（1）在冬春交替的季冬时节里，是细菌开始滋生传播的时候，而在这个仍然寒冷的时候，人往往因为觉得春天马上要来临而开始减衣，结果因为受寒导致身体抵抗力下降，侵袭心脏、关节等，从而招致疾病。

（2）正值严冬，身体为适应环境气候，有自我封闭的调节作用。此时，若封闭不足，则伤阳气、藏阴邪，体虚之人容易加重病情；若封闭太过，则寒热失调，五脏之间虚实夹杂，容易出现各脏腑之间合病的现象，或相互影响、反复不愈之病症。

（3）由于大寒适逢春节，一般家庭都会准备丰富的过年应节食物，此时要注意避免饥饱失调，同时可以多吃具有健脾消滞功效的食物，如怀山药、山楂、柚子等，也可多喝如小米粥、健脾祛湿粥等进行调理。

◆ 深冬严寒霜雪交，小大寒过初春来 ◆

小寒

大寒

季冬时节食材挑选举例

五谷：黑豆、红豆、小米

蔬菜：胡萝卜、油菜、菠菜、怀山药、木耳

肉类：猪肉、鳖、羊肉

水果：山楂、柚子、脐橙

调味品：姜、胡椒、大葱

养生关键词：黑豆、大葱

黑豆：味甘，性平，入肾经。功能补肾强精、强心益胃、补脑提神、润肺生津、乌发固齿、消肿除痹、延年益寿。主治须发早白、齿松脱落、腰膝酸软、腹胀、水肿等症。

大葱：味辛，性温，入肺、胃二经。功能发表、散寒、通阳、解毒。主治风寒感冒轻症、痈肿疮毒、寒凝腹痛、四肢逆冷、小便不利等症。

参麦饮

（冬，补益心气，养阴复脉）

在冬春交替的季节里，是细菌开始滋生传播的时候。人们往往因为觉得春天马上来临而开始减衣，导致受寒、身体抵抗力下降。

像我以前接诊过的一位年轻患者就是因为马上要过春节了，受凉再加上平时工作比较劳累，得了风湿热。后来因为缺乏重视，没有系统地进行治疗，劳累过度，细菌侵犯心脏，影响了心脏功能。这位患者从小就体弱多病，一受凉就特别容易感冒，而且几乎每次感冒都会引起扁桃体炎。许多医生曾经建议他把扁桃体切掉，这样能去掉这个"传染源"，可是他的父母总觉得切掉会引起很多其他问题。结果现在，因为反复起病，导致了风湿性心脏病，而且二尖瓣轻度狭窄，工作劳累时就特别容易犯病。

经过诊断，我给他开了药方，还给他一个长期服用的、针对治疗风湿性心脏病的辅助茶饮方，以补益心气，养阴复脉。

这个茶饮方需要红参、麦冬、五味子和冰糖。平时上班的时候，可以带点当茶饮用。适用于风湿热伴外邪内陷心脏，面色苍白无华，颧红，失眠多梦等症。既可以在风湿性心脏病发作的时候当辅助治疗饮用，也可以在缓解期当茶饮用，需长期饮用才会有效果。

原料： 红参 5 克，麦冬 10 克，五味子 5 克，冰糖适量。

做法： 红参切成片，与其他两味共置砂锅中，加水适量，旺火煮沸，文火煮 40 分钟，过滤去渣，加入冰糖搅匀即可。

小寒

大寒

◆ 养在二十四节气 ◆

用法：代茶饮，随时、适量，7～10为1个疗程。

适宜病症：面色不华、颧红、失眠多梦

适宜证型：风湿热邪内陷心脏

方解：

君：红参、麦冬——补益心气、养阴复脉

臣：五味子————敛心安神

使：冰糖————调和诸味

功效：补益心气，养阴复脉。本品需长期饮用才会有效果。

滋补润肺汤
（冬，滋肺补气，止血养神）

　　我的一位患者是某中学校长，正值更年期，而且工作压力比较大，近年变得经常疑神疑鬼，动不动就和学生、下属、家人发脾气，连她的爱人都要敬她三分。而且食欲特别差，总是腰腿酸痛，精神乏力，心慌，晚上还失眠、盗汗。本来中年要发福的人，却变得越来越消瘦，而且心烦意乱的，她自己非常痛苦。

　　现在，她除了要接受心理辅导以外，还会来我的门诊开汤药调理。有一次，她来门诊时，问我是不是白鳝鱼可以治疗神经衰弱，她想试试食疗的方法。我说的确有这个功效，如果再配合点药材来炖鳝鱼汤效果更好。于是我就给她推荐了一款滋补润肺汤。

　　这个汤滋肺补气，止血养神，对食欲不振、神经衰弱、体瘦无力、久咳血痰均有疗效。白鳝本身就有补虚益血、祛风湿

的功效，可以治疗虚损劳瘵、骨蒸发热、消瘦体倦、风湿痹痛、脚气肿痛等病症。配合山药、百合，更能养阴润燥，健肺、脾、肾，又除心烦。白鳝因为脂肪和胆固醇含量较高，多吃容易让人腻，所以再放点理气调中、燥湿化痰的陈皮解腻，可以健脾，还能促进食欲。在处理白鳝鱼时要小心，因为活白鳝鱼的血如果不小心弄到皮肤伤口处会导致溶血反应。

原料：白鳝鱼1条（约500克），怀山药、百合各15克，陈皮25克。

做法：

1. 将白鳝鱼去内脏，洗净切块；怀山药、百合洗净；陈皮洗净，去瓤。

2. 将白鳝鱼段、怀山药、百合、陈皮放入炖盅内，加水适量，隔水炖2小时即可。

用法：早晚各1碗，适量温服，7天为1个疗程。

适宜病症：神疲心慌、食欲不振、消瘦乏力、久咳痰中带血、失眠、盗汗

适宜证型：肝郁肺虚

方解：

君：鳝鱼、陈皮——补虚益血、祛湿理气

臣：山药、百合——养阴润肺、健脾养心

功效：滋肺补气，止血养神。

龙眼黄芪牛肉汤

（冬，补血安神）

忙碌年轻人的养肝安眠方

现代人在都市生活中作息不规律，压力大，导致或多或少

小寒

大寒

◆养在二十四节气◆

222

都有点精神紧张，甚至有些人会神经衰弱、失眠。尤其是现在的年轻人，特别不注重饮食，长时间的工作导致脑部营养不足，身体也随着垮下去了，严重影响工作效率。在我的门诊就经常遇到年轻患者，他们大多有失眠、情志不畅的困扰，有时候都严重到手脚冰凉，有器质性的病变了，如偏头痛、胃溃疡、肠功能紊乱的便秘或者泄泻、胆囊炎、肝囊肿、肾囊肿等。到了这个时候，身体就变得越来越虚弱，越来越消瘦。

我有一个煲汤特别推荐给忙碌的年轻人，以增强体质，养心安神。原料有牛肉、龙眼、黄芪、豌豆苗以及精盐、料酒。这个汤特别适合在冬天服用，适用于体质较虚弱、寒象较明显的人，症状主要有气短乏力、手脚冰冷、面色苍白、困倦嗜睡、腹泻或者腹中冷痛、胃口差等。牛肉、黄芪及龙眼都是性质偏温之品，冬天服用不容易上火，加之龙眼可养血安神，豌豆苗性微寒，可以中和前三味过温之性，还可和中下气、开胃，帮助前三味偏滋腻之品的消化和吸收。豌豆苗富含蛋白质、膳食纤维、维生素 B_1、维生素 B_2、维生素 C、胡萝卜素、硫胺素、烟酸等多种营养素，还含有钙、磷、铁、硒等元素，能抗菌消炎、清肠利便、增强免疫力。

这个汤虽然好，但还是建议肝、肾功能不全的朋友不要服用，毕竟牛肉、豌豆苗都是富含蛋白质的食品，吃太多会加重肝、肾的代谢负担。对于已经患糖尿病、高血压的患者，也不建议服用，因为黄芪、龙眼都有升血糖、升血压的作用。这个汤主要还是适合体质比较虚弱的朋友服用。

原料： 牛肉 100 克，龙眼肉 20 克，黄芪 10 克，豌豆苗、精盐、料酒各适量。

做法：

1.将牛肉洗净切片，锅内放水煮开，下入牛肉片，煮沸撇去浮沫，备用。

2.牛肉汤锅上火，放入黄芪及龙眼肉，煮至汤水不多时，放料酒、精盐调味，再放入豌豆苗，烧开即成。

用法：中午餐前温热服用，连服 3 ～ 5 天为 1 个疗程。

适宜病症：神疲乏力、健忘、失眠、多梦、性欲减退

适宜证型：气血不足、久病体虚

方解：

君：牛肉、龙眼肉——补益气血、健脾养心

臣：黄芪、豌豆苗——益气补虚

佐：料酒————温中补虚

使：精盐————调和诸味

功效：益气补血，养心安神。

小寒

大寒

参须猪肚汤
（冬，暖胃补气）

阳虚胃痛参须汤

　　我堂妹年轻时就落下了胃病，至今30多年了，平时也不怎么犯，只是在冬天的时候，会感觉到胃里总有股寒气，所以冬天格外小心。不论吃什么东西都要加热，还时时刻刻放一个小暖袋在胃脘上，平时穿着也很注意，从不让肚子受凉。我看她老这样，觉得挺累的。我这个做哥哥的，也要想点法子帮帮她，减轻她的病情。

　　冬天她特别容易受凉而犯病，所以她的问题还是与体质阳气虚有关系。中医学说，阳虚则鼓气无力，阳气不能动起来，自然就容易怕冷。冬天水气当令，以属水的猪来帮助治疗，可以事半功倍。再配合以形补形的理论，参须猪肚汤特别适合像我妹妹这样阳虚胃痛者食用，用到的有猪肚、猪排骨、胡椒粒、参须及精盐、醋。

排骨、参须都是用来补气的，参须属温，可以帮助机体鼓动阳气，配合胡椒粒温中散寒，从而达到治疗目的。此外，胡椒粒能很好地去掉猪肚的腥味，使汤喝起来更香浓。

本方只适合像我妹妹这样阳虚胃痛的人服用。如果有口干口渴、泛酸烧心、消谷善饥等症状的人就千万别喝了，阴虚胃痛喝了此汤症状会更加严重。要注意的是，以治疗胃病为目的的喝汤，要适当忌口，以免刺激胃黏膜，加重病情。

原料：猪肚 1 个，猪排骨 250 克，胡椒粒 20 克，参须 15 克，精盐、醋各适量。

做法：

1. 用精盐、醋反复搓擦猪肚，除去猪肚的黏液，洗净。

2. 将猪肚放开水锅内煮 10 分钟，捞出后用清水洗净，沥水；猪排骨洗净后放开水中煮 5 分钟，捞出后洗净；洗净参须、胡椒粒。

3. 锅内放水，上火煮开，放入猪肚、排骨、参须、胡椒粒煮开，撇去浮沫，慢火煮至肚烂骨酥时用精盐调味即成。

用法：配餐服用，5 天为 1 个疗程。

适宜病症：胃痛

适宜证型：阳气虚衰

方解：

君：猪肚————————补虚损、健脾胃

臣：人参须、猪排骨——鼓动阳气、温阳益气

佐：胡椒————————温中散寒

功效：暖胃补气。

生姜豆腐羊肉汤

（冬春，开胃，补气补血）

　　我年轻时曾一度热衷于武术，当时武术圈内的一位朋友常在闲暇时与我喝茶聊天、谈古论今，顺便稍稍指点我如易筋经、八段锦、太极拳十八式等养生武术的动作，要求旨在不脱形、不脱气、意守丹田、内养之功，至今记忆犹新。练武术的人为了保持这一年武术锻炼的成果，特别重视节气的养生，特别是在冬三九、夏三伏之时练功可起到事半功倍的效果。除了练功，还有食疗，俗话说"三九补一冬，来年无病痛"。汉代张仲景提出治疗体质虚弱者可用当归生姜羊肉汤，为了适应冬天寒气，这个汤为驱寒开胃之食补方亦特别合适。李东垣曾道："人参补气羊肉补形，凡味同羊肉者，皆补血虚，补可去弱。"如清真的黄焖羊肉、内蒙古的羊肉火锅、青海的手抓羊肉、台湾的羊肉炉，羊肉配合任何食物都能达到补益的功效。

　　学到了这一点，我在之后看诊时，对于一些由于工作压力过大、饮食睡眠不规律，或从小体质较弱，常有头晕、贫血、四肢发凉、食欲不振、面色苍白或萎黄等症状，辨证后属于脾肾虚弱型的患者，不管是开汤药还是使用中成药，我都着重在补脾益肾。因为脾虚容易导致肝气郁滞，肾虚容易导致心神不宁，到最后五脏皆弱而生大病，并且像这样的患者我都会建议他们在冬春时节食用如羊肉汤这类滋补之品，每一位患者随访的结果总是好的，都气色佳、精神足、活力充沛。

　　生姜豆腐羊肉汤的做法，是先将豆腐及羊肉切块，加水煮熟后加入姜片、葱段及调味料调味，本品即成。在羊肉汤中，我加了豆腐。若仲景的当归是补血养心、活血润肠，那么我用豆腐则是开胃宽中、润燥生津。在羊肉汤的滋补里加上豆腐等升散之品，使得本汤补而不腻、温而不燥，从而适用于家中每个人。

另外还能配合麻油、中药包等制成药膳，但需随个人体质加减药味，请您临床辨证或询问中医师之后再行用药。

原料：豆腐 500 克，羊肉 250 克，生姜 15 克，葱花 10 克，精盐、味精、胡椒粉各适量。

做法：

1. 将豆腐切成小块，羊肉洗净切块，姜切片。

2. 锅内加水，上火，投入羊肉、豆腐，煮熟后加入姜、葱、盐、味精、胡椒粉调味即可。

用法：早晚餐前温热服用，7 天为 1 个疗程。

适宜病症：体虚，怕冷，反复外感，症见头晕、贫血、四肢发凉、食欲不振、面色苍白或萎黄

适宜证型：脾胃寒虚

方解：

君：羊肉、生姜——————暖中祛寒

臣：豆腐、葱花——————生津开胃

使：精盐、味精、胡椒粉——调和诸味

功效：适用于寒冬，驱寒开胃之通用方。

【豆腐】味甘咸，性平，入肺、大肠经。功能生津止渴、清热润燥、益气宽中、消胀散血。

【羊肉】味甘，性温，入脾、肾经。具有补肾壮阳、益气补虚、暖中祛寒、开胃健脾的功效。

【生姜】温中散寒，发汗解表。

陈皮苹果乌鸡汤
（冬春，开胃，补气血）

我遇到过一位刚生完小孩，坐完月子的患者。与我印象中的产妇不一样，她特别瘦，气色很不好，面色惨白，大冷的天还出着虚汗，而且说话也没什么底气。一开始我以为是她月子没坐好，带孩子过于劳累导致的，后来她跟我说，在分娩的时候，她出现了大出血，几乎丢了性命，在医院输了好几天血才缓过来。也正是因为大出血，所以在月子里几乎没什么奶给孩子喝，孩子经常饿得哭，让自己更加劳累。而且恶露不绝，胃口也变得特别不好，喝了很多下奶的汤水都不管用。

她这种情况，不是喝药就能有奶的，因为之前生孩子的时候出血量太大，耗伤了阴血。中医学有种说法，精血能化为乳汁以供给孩子喝。可是她都没原材料了，身体怎么形成乳汁呢？所以她之前喝的下奶汤水根本就不能解决问题。

我本想给她开个汤药方子，让她进行调理，但是考虑到她的脾胃已经被伤到了，如果再喝中药，情况会更差，而且她体质很弱，需要调理的时间长，要补的东西很多，如果让她一直喝汤药，时间长了反而加重胃肠负担。更重要的是现在她正着急给孩子喂奶，如果再不下点奶的话，奶水就真的要憋回去了。思前想后，我直接给她推荐乌鸡汤，等气血补好了，奶水自然就能下来了，脾胃好了以后，再继续用中药调理。

乌鸡，也叫乌骨鸡，多为病后、产后的滋补美食。与一般鸡肉相比，乌鸡含多种氨基酸，其蛋白质、维生素 B_2、烟酸、维生素 E、磷、铁、钾、钠的含量更高，而胆固醇和脂肪含量

小寒

大寒

则很少，人们称乌鸡是"黑了心的宝贝"。《本草纲目》中有："观鸡舌黑者，则骨肉俱乌，入药更良""男用雌，女用雄"的说法。所以如果条件可以的话，最好找那种舌、骨、肉均黑的。乌鸡的药用性能，在于其体内的黑色物质含铁、铜元素较高，故黑色的部分越多，效果就越好。可见，乌鸡是补虚劳、养身体的上好佳品。对妇女缺铁性贫血症，尤其是产后亏虚、乳汁不足的产妇有明显的补益功效。

考虑到患者的性别，应选用雄性乌鸡。一方面，雄性乌鸡的补气效果好，另一方面，中医学讲究阴阳相互集合，相互转化，才能使药物发挥到极致。这个乌鸡汤里，需要雄乌鸡、陈皮、姜片、胡椒粉、苹果、葱段和精盐。最好汤和鸡一起服，每天最少吃一顿，早上喝营养吸收较好。雄性乌鸡再配合温中的姜片，散寒的胡椒，更适合冬天这种寒冷的季节服用。陈皮理气，苹果除胀，益于健脾理气，帮助消化吸收，促进食欲。

原料： 雄乌鸡1只，陈皮3克，姜片15克，胡椒粉6克，苹果2个，葱段10克，精盐适量。

做法：

1. 将陈皮、苹果洗净，用纱布包好；将乌鸡宰杀，净膛，洗净，去头爪，剁成块。

2. 将以上原料和葱、姜一起放入锅内，加适量水，用旺火煮沸，撇浮沫，改用小火，煮至鸡肉酥烂时撒胡椒粉，用精盐调味即成。

用法： 早晚餐后服用，隔日1次，3～5次为1个疗程。

适宜病症： 体虚乏力、产后虚损、食欲不振

适宜证型： 气血亏虚

方解：

君：乌鸡————————补虚劳羸弱、制消渴、益产妇、治妇人崩中带下及一些虚损诸病

臣：陈皮、苹果————理气除胀、促进消化

佐：胡椒、姜、葱———温中散寒

功效：补气补血，开胃健脾。适用于身体虚弱、食欲减退以及产后体虚，气血不足之症。

小米黑豆红枣栗子粥

（冬，补肾益脾，润肺养血）

每逢超市黑豆大减价，我都会跑去采购许多黑豆回家，除了用来做黑豆浆以外，家人都想换换口味，所以我就想到把它弄成粥。在冬天的早上吃点黑豆熬的粥，或是最近吃肉吃多了，有点腻了，想在晚上少吃点东西的时候，来点粥，也是十分不错的。爱美的女士们、需要足够营养的素食者也很适合食用黑豆粥。

冬天吃点黑豆，是很不错的选择。黑豆本身营养价值很高，而且中医学说，豆类食品本来就归肾，而且黑属水，肾为水脏，所以黑豆跟肾的关系是非常密切的。大家都知道红枣和小米都是很养胃的。栗子盛产于秋末初冬之际，其性温，味甘平，归脾、胃、肾经，对脾胃和肾有特别好的补益作用。而且它能量高，味道糯甜，所以大家都喜欢食用。红糖具有益气补血、健脾暖胃、缓中止痛、活血化瘀的作用。红糖性温，所以冬天适宜用红糖。用黑豆、红枣、小米、栗子熬粥，加入红糖，味道香甜，我们家小孩也十分喜欢。

本粥补肾益脾，滋润养血，适用于脾肾两虚、腰膝酸软、小便不利等症的辅助治疗，还能使面色红润，精神百倍。但是肾功能不全者、腹胀者不宜久服，因为这个粥里的豆类、坚果类、大枣中蛋白质含量都较丰富，会增加肾的代谢负担，而且不好消化，也会增加胃的消化负担，延迟胃的排空时间。如果有消化不良的症状，就先不要吃这个粥了。

原料：黑豆 30 克，红枣 20 克，小米 50 克，去皮栗子 50 克，红糖适量。

做法：黑豆、小米洗净，浸泡 20 分钟，入锅加适量水，熬煮 15 分钟后，加入红枣、栗子，再继续熬煮直至小米开花，约 30 分钟后，加入红糖适量，再熬煮 5 ~ 10 分钟即可。

用法：早晚温热服用各 1 碗，7 天为 1 个疗程。肾功能不全者、腹胀者不宜久服。

适宜病症：腰膝酸软、小便不利

适宜证型：脾肾两虚

方解：

君：黑豆、小米——补肾温中、祛寒利肺

臣：栗子、红枣——补肾健脾、养血温中

使：红糖————温补脾胃、调和本方

功效：本粥补肾益脾，润肺养血。适用于脾肾两虚、腰膝酸软、小便不利等症的辅助治疗。

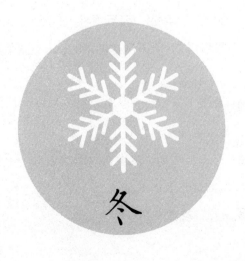

第五话 冬季饮食养生法

五加皮炖黄鱼
（冬，祛风湿）

　　冬天因为天气寒冷，是风湿病的高发季节。每逢这个时候，风湿科门诊和针灸门诊的患者数量就会明显增加。有一天我接到一个高中同学的电话，他向我咨询怎样才能缓解风湿。他由于年轻时长期营养不良，不注意保暖，导致肝肾亏虚，患上了风湿病。我给他推荐了一款五加皮炖黄鱼，材料有黄鱼、南五加皮、黄酒、糖、醋、盐、葱、姜等，十分适合于像他这种年轻时营养不良、不注意保暖引起肝肾受损的人群。

　　黄鱼有和胃止血、益肾补虚、健脾开胃、安神止痢、益气填精、补虚祛湿之功效。南五加皮既能补益肝肾，又能祛风散湿。二者相配，共同填肾精、祛风湿，适用于中老年风湿病患者，并伴体质虚弱、风湿病经久不愈者。另外，南、北五加皮是有区别的。南五加皮，就是我们俗称的五加皮，祛风湿、壮骨之力较优，对风湿痹痛兼有肝肾不足者，或痹痛日久、肝肾受损、筋骨痿弱等为常用；而北五加皮利水消肿之力较强，多用于水肿、小便不利等症，而且毒性比较强，如果两者混用往往不能达到预期疗效。所以做这道菜时，一定要买南五加皮！

原料：黄鱼1条（约500克），南五加皮10克，黄酒、糖、醋、盐、葱、姜适量。

做法：南五加皮加水煎煮两次取汁备用。黄鱼洗净，将黄鱼挂面糊用油煎后，放入黄酒、糖、醋、葱、姜等调料，再加入南五加皮汤汁，炖至鱼熟。

用法： 配餐服用。

功效： 黄鱼补虚去湿，南五加皮祛风散湿，二者相配，共同祛风湿。适用于体虚、风湿病经久不愈者。

柚子肉炖鸡
（冬，益气补肺，消痰止咳）

我们楼里住着一位80多岁的老大爷，患有糖尿病，还有肺气肿和哮喘。每逢冬天，他就经常咳嗽，想吐痰又吐不出来。有时候他在过道里来往，常听到他大声地咳嗽，想把喉咙里那口痰给咳出来。在特别冷的那些天，他根本出不了门，一吸到凉空气他便会喘起来。他老伴总是要跟着他折腾，医院和家里来回跑，孩子们特别担心怕连老母亲也病倒了。有一个周末，老大爷的女儿正好带着丈夫孩子来看父母，坐电梯的时候碰到我，她就问我，像他老爸这样的情况，要注意点什么，有没有什么方子能缓解咳嗽的症状。

考虑到大爷、大妈年纪大了，家里也没人照料他们二老，而且知道老大爷有糖尿病，饮食上得特别注意。所以我就介绍了一个做法简单的汤。需要柚子、白公鸡、老姜，其他什么调料、作料都不用加。先将鸡宰杀，按常法洗净，再将柚子去皮取肉，放入鸡肚内，加上老姜3片，隔水蒸熟，饮汤吃鸡。

这个汤的重点就在于用的食材，民间有"逢九一只鸡，来年好身体"的谚语，意思是说冬季人体对能量与营养的需求较多，要经常吃鸡进行滋补，这样不仅可以更好地抵御寒冷，而且可以为来年的健康打下坚实的基础。但我们平时炖汤都用母鸡，为什么这次用的是公鸡呢？中医学认为鸡肉具有温中益气、补精填髓、益五脏、补虚损的功效，可用于脾胃气虚、阳虚引起的乏力、胃脘隐痛、浮肿、产后乳少、虚弱头晕的调补，对于肾精不足所致的小便频数、耳聋、精少精冷等症也有很好的辅助疗效。雄性鸡肉，其性属阳，温补作用较强，比较适合阳虚气弱患者食用；雌性鸡肉属阴，比较适合产妇、年老体弱及久病体虚者食用。所以在这里就选择了具有滋补强壮作用的公鸡，用以下气，疗狂邪，安五脏，治疗消渴。

冬天是吃柚子的大好时节。中医学认为，柚子味甘酸、性寒，具有生津止渴、化痰消食、和胃降逆、润肺清肠、补血健脾等功效，是冬季养肺和缓解感冒后咳嗽的水果。现代医学还发现，柚子中含有丰富的维生素C及类胰岛素等成分，所以经常食用对糖尿病有辅助治疗的作用。这个汤有很好的温中益气补肺、下气消痰止咳的功效，还能使脾胃功能得以恢复，特别适用于肺虚咳嗽及发作性哮喘的患者。

原料： 柚子1只，雄鸡1只（约500克）。

做法： 先将鸡宰杀，按常法洗净。再将柚子取皮去肉，放入鸡肚内，加清水适量，隔水蒸熟，饮汤吃鸡。

用法： 配餐服用。

功效： 具有温中益气补肺、下气消痰止咳的功效。特别适用于肺虚咳嗽及发作性哮喘等患者。

甲鱼补肾汤
（冬，温阳滋肾）

糖尿病患者的补养方

在糖尿病中晚期的患者当中，许多都并发肾功能不全、心血管疾病等。其中肾功能不全的患者，大部分都会有小便频而量多，或者是小便难而少导致的水肿，因为代谢障碍而皮色黧黑，耳轮焦干，严重的营养不良和机体消耗导致的消瘦，肾衰而导致腰酸乏力，视网膜病变导致的头昏眼花等。中医学认为这些都是肾气亏虚、肾精匮乏的表现。

因为肾与冬季相对应，同属水，此时补肾气、肾精都是效果最理想的。可是糖尿病合并肾病的患者，在饮食上要特别注意，除了要严格控制糖类、淀粉类食物的摄取，还要禁蛋白和控盐。门诊中我常遇到这些中晚期的糖尿病患者问我，除了要吃汤药、注射胰岛素外，还有什么好办法来缓解这些症状，改善体质。

我接诊过的一位患者就是这样，老爷子也就60出头的年纪，却得了20多年的糖尿病，现在都晚期了，有早期糖尿病肾病的症状，小便频数而量多，甚或饮一溲一，形体消瘦，面色黧黑，耳轮焦干，腰膝酸软，头昏眼花，这些症状全都有。他感觉自己其实也不算老，可是身体素质特别差，眼看着自己症状越来越重，特别想好好治疗，希望能延缓病变。

中医学中有一个很有名的方子，很多人都知道可以用来治疗肾虚糖尿病，那就是六味地黄丸。当然我在这里的意思不是说，六味地黄丸只能治疗肾虚的糖尿病，它还能治疗其他肾虚型的问题，而且不是适用于所有糖尿病患者。以下这个汤，具有温阳滋肾的功效，是根据六味地黄丸的功效来改的，特别适合刚才说到的这位患者，需要用到甲鱼、枸杞子、山药、熟地、鹿茸和山萸肉。

这里面的山药、熟地、山萸肉就是六味地黄丸里的"三补"药物，主要就是用来填肾精的。枸杞子是滋补肝肾的，而甲鱼是补劳伤、壮阳气、大补阴精的。可是这几味药补阴的力量有点太过了，所以要用一点鹿茸，可以补精髓、助肾阳、壮筋骨。这样全方下来，对于我那位患者来说既可以大补肾精，又能温肾壮阳，在冬天的时候补肾，肾气就能慢慢而有效地恢复起来，适当地延缓糖尿病的病变程度。

可是要注意的是，糖尿病肾病晚期的患者，大多都伴有消化不良等消化道症状。由于这个汤滋补力量比较强，而且里面含有甲鱼、鹿茸等不容易消化的有情血肉之品，所以对于重症患者来说，还是不要服用，以免加重胃肠负担，得不偿失。

原料: 甲鱼1只,枸杞子30克,山药30克,熟地15克,鹿茸6克,山萸肉10克。

做法:

1. 将甲鱼放入开水中烫死,剁去头爪,揭去鳖甲,掏去内脏洗干净,切成小块,放入锅中。

2. 将枸杞子、山药、熟地、鹿茸、山萸肉洗干净后放入,加水适量,旺火烧开后改用文火炖熬至甲鱼肉熟即可。

用法: 可单食,或佐餐菜肴。早晚各1碗,隔日1次,7次为1个疗程。

功效: 温阳滋肾。适用于糖尿病后期,小便频数而量多,甚或饮一溲一,形体消瘦,面色黧黑,阳事不举,耳廓焦干,腰膝酸软,头昏眼花等症。

当归猪蹄汤
(冬,补气血)

滋补品

女性产后的乳房

广东人有一个习俗,就是妇女生完孩子后都要吃红糖、猪脚和生姜,可以祛寒、养血和下乳,效果确实很不错,哪怕对于胸部发育不良或者缺乳的妇女,基本上都有效果。生姜红糖固然是不错,但如果平素就有内热,或者在夏季坐月子,加上在分娩时出血导致的某种程度上的阴伤,如果常服这类比较燥热之品,岂不是火上浇油?南方人本来身子就比北方人弱,用药均不宜过于猛烈,加上产妇身体本来就虚,易缺乳、便秘,所以把红糖换成当归,姜少放一些,是不是会更好?因为当归本身就有养血、滋阴的功效,是活血的良药,用它不是更直接能对症吗?

经过我改良的当归猪蹄汤需要猪蹄2只,当归50克,葱、姜、料酒、花椒、盐、白醋适量。这个汤适合产妇每天服用,而且是汤与猪蹄一起吃。如果缺乳少乳情况比较重,可以再加通草10克,赤小豆250克,以增强效果。赤小豆可少吃,以防止胃胀。

这个汤中有补血调血的当归,还有养筋滋阴的猪蹄,因此,不只是产妇,还适合于体质较弱、身形较消瘦的肝炎患者,以及有头晕眼花、双眼干涩、口苦咽干、筋骨酸软、乏力、便秘等肝血虚症状的患者。

原料: 猪蹄2只,当归50克,葱、姜、料酒、花椒、盐。

做法:

1. 将猪蹄洗净切成大块,在开水中煮2分钟,去其腥味。

2. 锅内加水烧开放入猪蹄,加入当归及调料适量,用旺火烧开,改用文火煮至猪蹄熟烂。

用法: 配餐服用。

功效: 既补气血,强筋健骨,又可补肝、心、脾,治疗肝血虚所致的头晕、目花、乏力,还可通便。

山药羊肚汤
(冬,补脾胃,益肺肾)

许多年前,有一个外国中年男子来找我看病。因为他不会汉语,所以基本上是陪他一起来的中国朋友帮他翻译病情。他一直指着自己的胃,然后做出很痛苦的表情。据他的朋友翻译,他经常尿频,患了很久的胃病,吃了很多西药都不见成效,平时特别容易感到疲倦，出汗多，这次特意到中国来看中医。

我问他能在中国逗留多长时间，毕竟如果吃中药，系统调理的话是需要一段时间的。他以为看一两次就行了，所以只请了两周假。我跟他解释，中医与西医的治疗不太一样，不是开一个处方一直吃就行了。要随时调方，根据病情进展来调理，这样因人因时而异，治疗才能有好的效果。他跟朋友说，他没看过中医，所以也没吃过汤药。之前只是听说中药很苦，他很怕苦，让朋友问我有没有不苦的药吃。

我当时突然想到羊肚煲山药这个汤。因为羊肚正好能补虚健胃，又能治疗尿频、消瘦乏力，对这个患者特别对症。而且配合山药，能补气，又能健脾、涩尿、涩汗，效果特别好。这个汤味道很鲜美，不像药物那么苦，正符合这位先生的口味。于是我就跟他的朋友说，他可以不喝汤药，但是需要每天炖一个汤，配合吃中成药，看看效果如何。

可是这位外国患者说他们没有吃动物内脏的习惯，因为觉得很脏，而且胆固醇很高，一开始死活都不接受建议。我让他在汤和很苦的中药之间做个选择，他犹豫了一下。我就劝他既然打算用中医方法调理，就先试试这个汤，配合中成药，看看效果如何，吃一周后过来复诊。

一周以后这位患者来复查，他很高兴地让他的朋友跟我说，他胃不疼了，而且尿比以前少了很多，也不那么爱出汗了。来到中国，品尝了很多美食，自己还长了一点肉！他朋友说，他特别喜欢吃中国菜，但是因为胃不太好，一直都不敢尝试太多美食，这次吃完药、喝了那个汤以后，他品尝了很多之前想吃不敢吃的美食，但不会因为吃太多东西而胃痛了。而且他最高兴的是，那个汤很鲜美，一点都不像吃药那么痛苦。可见，以中医学理论为基础的食疗方更容易让患者接受，在品尝美味的同时便可缓解病情，辅助治疗。

原料：山药、羊肚各200克，生姜、葱、绍酒各适量。

做法：

1. 将山药洗净，切成厚1厘米的小块；羊肚洗净，切成3厘米长、2厘米宽的块。

2. 将以上两种材料共放入砂锅内，加生姜、葱、食盐、绍酒、水适量，置武火烧沸，用文火炖熬羊肚至熟即成。食用时，加味精少许。

用法：早晚餐后温热服用，5 ~ 7 天为 1 个疗程。

功效：具有补脾胃、益肺肾的功效。适用于脾胃亏虚胃痛、消渴多尿等症。

仙茅炖鸡子
（冬，温肾，壮阳）

鸡子助阳，调补有道

广东人爱煲老火汤，而且他们会用各种各样的食物配合药材，用慢火炖汤，十分鲜美。我一直对这个"汤"很感兴趣，去广州出差时就会跑到当地的菜馆尝鲜。有一次，我看到菜单上一道鸡子炖的汤，鸡子就是公鸡的睾丸，广东人特别会补，还知道以形补形，所以会看见这个很少能吃到的"另类"食品。北方人一般在宰鸡的时候都把鸡子去掉了，于是出于好奇我就点了这个汤。我本以为这个汤会很腥，因为像牛鞭、羊鞭之类的味道会比其他动物内脏腥得多。而且我当时去的馆子是很普通的，所以或多或少我有点怀疑他们的"去腥"能力。汤很快就上来了，让我惊讶的是汤非常鲜美，一点都不腥。后来我就忍不住，跑去厨房问大厨，这个汤为什么一点都不腥，还这么鲜。

他首先就问我，有没有觉得喝完这个汤以后，精神振奋了许多，而且身体觉得特别暖和。我当时是晚上讲完课去的，累了一天，很疲劳了。喝完汤，我确实感觉暖和多了，而且腰特别舒服，脑子也清醒了。

他告诉我，其实很简单，就是放了生姜和黄酒去炖。他说广东人做有腥味的菜都喜欢放黄酒来去腥。很多人都以为料酒是黄酒，其实料酒与黄酒的最大区别在于，黄酒是一种料酒，而料酒是在黄酒的基础上发展起来的一种新品种，它是用30％～50％的黄酒做原料，另外再加入一些香料和调味料做成的。如果用料酒做这个鸡子，就没有用黄酒炖得香。选黄酒，最好要用绍兴出的黄酒。广东人都喜欢用绍兴酒来做菜。

回家以后，正好碰到一个总是腰酸乏力、阳事不举的中年男性患者到门诊咨询，我就突然想到这个鸡子。考虑到他病情比较单纯，就没打算给他开汤药服用，而是给他推荐了这款汤。过了一周他给我回电话说精神确实好了很多，腰腿也有劲了，感觉特别好。后来我自己每逢冬天，身体感觉特别乏力的时候，都会炖个鸡子汤来吃一吃，以减缓衰老。

原料：鸡子100克，仙茅10克，锁阳10克，生姜2片，黄酒少许。

做法：选用新鲜大粒鸡子，洗净，仙茅、锁阳、生姜洗净。把全部用料放入炖盅内，加黄酒、开水适量，炖盅加盖，隔水炖2～3小时，调味即可。

用法：晚餐后温热服用，7～10天为1个疗程。

功效：温肾壮阳。

白菜丝瓜羊肉汤
（冬，清热解毒，化痰，补肾养阴）

俗话说，冬吃羊肉赛人参，春夏秋食亦强身。在北方，涮羊肉是冬季饭桌上永恒的经典。"绿蚁新醅酒，红泥小火炉。晚来天欲雪，能饮一杯无？"北方的冬天，外边下着鹅毛大雪，屋椽窗户外结着厚厚的冰，天寒地冻，想象一下这样的场景，一家人围坐在一起，桌上放着一个热气腾腾的火锅，一筷子夹起鲜香嫩滑的羊肉，在盛满麻酱、韭花的小料碗中，蜻蜓点水般一蘸，放入口中，顿时唇齿留香。我姐夫从小就爱吃涮羊肉，可是羊肉吃多容易上火，痰变多，所以他又不敢多吃。

其实羊肉不只有涮锅这一种吃法，还有很多种炖法，白菜丝瓜羊肉汤就是不错的一道菜品。我便把这道食疗菜品介绍给姐姐、姐夫。冬天用白菜炖肉家家都会，有人也拿药材来炖，但是谁会想到用丝瓜、菊花、玫瑰酱来炖羊肉呢？起初我姐很犹豫，觉得花能跟肉炖在一起吗？而且男的吃花，会不会很奇怪？其实这个花，是男女老少都可以吃的。有了这些配料，连葱姜都免了，羊肉香软，汤也别有一番风味！

这个汤有清热解毒、凉血化痰、润燥生津、补肾养阴的作用。其中白菜要去帮取心，白菜心嫩而甜，丝瓜也是软而清甜，两者配合可以解热除烦、通利肠胃、养胃生津、除烦解渴、清热解毒。菊花有清热解毒、降火的作用，玫瑰有活血解郁的作用，两者配合可以让你吃羊肉不上火。香叶、大枣可以健脾胃，而且可以去羊肉的臊味，使肉汤更鲜美。淫羊藿是一味补益肝肾的壮阳药，本来是温性的，但由于这个汤用了大量的白菜、丝瓜、菊花等偏凉之品，所以它在汤里变成了一味既能补益肝肾，又不会让人上火的药，而且它还可以充当调味的作用，一举三得。不过羊肉和淫羊藿都是温性之品，阴虚火旺体质的人少吃为好。

原料： 去帮白菜 200 克，丝瓜 150 克，杭菊花 15 克，淫羊藿 10 克，香片 10 克，羊肉 250 克，大枣 10 枚，精盐、玫瑰酱适量。

做法：

1. 先将淫羊藿、香片、杭菊花分别洗净，用纱布袋包好，备用。再将去帮白菜、丝瓜、羊肉、红枣分别洗净，丝瓜剥皮，对半剖开去瓤，羊肉切片，白菜切段，红枣去核。

2. 锅内放适量清水，先用猛火烧开，然后放入全部原料，改用中火煮 1 小时，下少许精盐调味即可食用。

用法： 配餐食用。

功效： 清热解毒，凉血化痰，润燥生津，补肾养阴。

南沙参冬虫夏草田鸡汤
（冬，补肺肾，止咳）

因为我平时在给患者看病的时候会给他们一些饮食上的小指导，比如推荐一些粥、汤之类的，所以有些患者在饮食上遇到困难时也会找我。有一次一位多年慢性支气管炎加哮喘病史的患者来找我，一询问才知道，冬天到了，他的哮喘病又犯了。前阵子，有朋友知道他气管不好，送了他一些冬虫夏草，可是他自己不知道要怎么吃才最好。他怕浪费了这个好东西，于是就来问我。冬虫夏草要经过长时间的炖煮才能将其营养完全释放出来，而且虫草性甘平，最好搭配一些能辅助它的食材。冬天的田鸡比较肥，因为田鸡冬眠前会大量进食，其性凉味咸，正好可以搭配，肯定相当滋润。

我向他推荐用田鸡、南沙参、怀山药、枸杞子来搭配冬虫夏草熬汤，对他的症状会有很好的效果。这个冬虫夏草性甘平，能调补肺肾，兼能止咳嗽，对于肺肾两虚之久咳或虚喘有特别好的治疗效果。但是冬虫夏草药力和缓，难获速效，所以本汤还配了南沙参以助冬虫夏草之功，养阴而清肺，补气而化痰，方能见效。

为什么这里用的是南沙参而不是北沙参呢？它们两者的区别主要在哪？北沙参味甘、微苦，性微寒，其清肺热的功力比较强，而养阴排痰效果要差一些；南沙参味甘，性微寒，正有符合肺系气管顽疾所需之养阴清肺而化痰的功效。所以去药房买的时候，一定要跟药剂师说清楚要的是南沙参。

枸杞子性味甘平，可增强冬虫夏草滋阴补肾之力。田鸡性味甘凉，可增强冬虫夏草补肾纳气之力。而且其肉鲜嫩，不像猪肉容易生痰，也不像其他肉类那样容易上火，正符合肺系疾病患者的需要。肾为先天之脏，靠后天脾胃的供养，故又选用善补脾阴的怀山药配伍冬虫夏草以调补脾肾。肺肾两虚之所有肺系疾病，例如久咳、气喘等，其治法都需补肺肾，止咳喘，所以本汤尤其适合。

原料：田鸡2只（约160克），南沙参30克，冬虫夏草2克，怀山药45克，枸杞子15克。

做法：将田鸡宰杀，按常法洗净，切成小块；冬虫夏草、怀山药、枸杞子洗净，备用。把全部用料一起放入锅内，加清水适量，武火煮沸后，文火煮2小时，调味即可。

用法：随餐适量饮用。

功效：滋补肺肾，养阴清肺，补气而化痰，适合慢性呼吸道疾患者，如慢性气管炎、久咳、哮喘等，经常作为药膳调理食用。

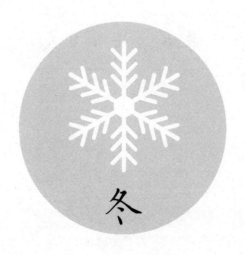

冬

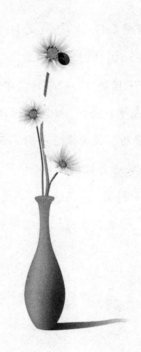

养在二十四节气

第六话

❖ 四季通用处方 ❖

银耳

润肺佳品——银耳

银耳，又称为白木耳、雪耳，被人们誉为"菌中之冠"。历代皇家贵族将银耳看作是延年益寿之品、长生不老之良药，现代人则称它为"穷人的燕窝"。因为燕窝虽补，却价格昂贵，无论颜色、口感和功效都与燕窝相似的银耳，则以其低廉的价格得到了老百姓的青睐。

有一次，我去四川的一个寺庙里参观，认识了一位上山礼佛的老奶奶。她看上去年事已高，但精神特别好，皮肤细腻而有光泽，脸上完全没有老年斑，皱纹也非常少。在她准备下山的时候，等候在一旁的我和她攀谈起来。聊天过程中，老奶奶告诉我她已经85岁了，我忍不住打听老人有什么保养秘诀，她说除了坚持每周上山拜佛外，就是每天早上空腹吃些炖银耳，自从她20多岁嫁人以后就开始吃，一直坚持到现在。

老奶奶说，买来银耳后用开水泡3小时左右，期间每小时换一次水，泡好后把那些未发开的地方特别是淡黄色的部分择掉，晚上临睡前放在炖盅里炖上，第二天一早起来就可以吃了。吃了几十年银耳的老奶奶还告诉我，选银耳也是有诀窍的，主要是三个字：看、闻、尝。

看：一级品的耳片色泽鲜白仅带微黄，有光泽，朵大体轻疏松，肉质肥厚，坚韧而有弹性，蒂头无耳脚、黑点，无杂质等。干耳浸水后，膨胀率可达15倍以上。干银耳的本色应为淡黄色，根部的颜色略深。千万不要购买"雪白""漂亮"的银耳。

闻：品质新鲜的银耳，应无酸、臭、异味等。将银耳的包装塑料袋打开一个小孔，闻闻是否有刺鼻的味道。如果有，说明其中二氧化硫的残留量较多。存放时间较久的陈银耳，不仅色泽会逐渐变黄，而且可能因蛋白质、脂肪成分的变性而产生酸味或其他异味。

尝：银耳本身应无味道，选购时可取少许试尝，如对舌头有刺激或有辣的感觉，证明这种银耳是用硫黄熏制后的。

受老奶奶的启发，回家之后我也收集了一些关于银耳的资料，发现银耳不但营养丰富，而且还具有强精、补肾、润肠、益胃、补气、和血、强心、滋阴、润肺、生津、壮身、补脑、提神、美容、嫩肤、延年益寿等很多功效。怪不得老奶奶都85岁高龄了还精神那么好。

我也开始喜欢用银耳做不同的菜给家里人吃，而且也会推荐给我的患者，用于辅助一些疾病的治疗。最初，我仅仅是拿银耳来做甜汤，也就是做成甜的银耳粥，做法简单，而且口感比较好。银耳粥一天里什么时候吃都可以，但是最好不要在晚上服用，因为冰糖毕竟是甜的，晚上吃甜食多了，容易导致血脂升高。此粥有益胃养阴、润燥通便的作用，适用于脾胃阴虚引起脘腹隐隐灼痛、咽干口燥、大便秘结等症状的患者食用。当然了，如果想明目的话，可以再加15克枸杞子；想补气养胃的话，可以再加15克大枣一起炖。

秋冬季节天气比较干燥，我有一个患者犯了咽炎，整天干咳，还说嗓子特别干。于是我向他推荐用枇杷和银耳做成汤。有时候说话说多了，嗓子有点哑，喝点这个汤会感觉特别舒服。因为枇杷有很好的润肺止咳、生津止渴作用。

还有一种银耳甜汤，是用银耳、香菇、花生仁、蜜枣等熬成的。这例汤口味香甜，补气润肺。菇类有助于抗癌，银耳可激活免疫力，所以它还适用于癌症患者的辅助治疗。平时我们经常食用，不但有利于提高身体免疫力，也可预防细胞衰老和癌变。

还有一个稍微复杂一点的杏仁龙眼炖银耳汤。这个汤清甜滋润，爽口不腻，稍有杏仁甜味。具有滋阴润肺、补血止咳的作用，适于咳嗽、咳血、盗汗等阴虚症状稍微重一些的患者服用，也可以作为虚劳、结核病患者的辅助治疗汤。

除了做成甜汤以外，银耳还能做成咸鲜的口味，适合糖尿病患者，并伴口渴、口干、咽痛、便秘、皮肤瘙痒等阴虚火旺型的人群食用，比如银耳猪蹄汤，滋阴润肠，养肺补血，可以治疗口渴、咽干、皮肤瘙痒和便秘等。

银耳还有很多其他不同的做法，在这里只列出几种给大家参考。不过食用银耳时一定要注意：变质银耳不能吃，否则可能引起中毒。煮熟的银耳如果放置超过2天也不要再吃了。对于腹泻、受寒、咳嗽、痰多且稠而黏的朋友，最好不要食用银耳，以免加重病情。

银耳粥

原料：银耳5克，粳米60克，冰糖15克。

做法：

1. 将银耳用温水浸泡1小时，洗净；粳米淘净。

2. 银耳、粳米、冰糖同入锅中，加水适量，先用旺火烧开，改用文火熬煮成粥。

用法：早晚皆可食用。

功效：益胃养阴，润燥通便。适用于脾胃阴虚之脘腹隐隐灼痛、咽干口燥、大便秘结等症。

枇杷银耳汤

原料：新鲜枇杷150克，水发银耳100克，冰糖适量。

做法：

1. 将新鲜枇杷去皮、去籽，切成小块；水发银耳用温水泡半小时，去蒂，洗净，放在碗内加少量清水，上屉蒸至银耳软烂。

2. 锅内放清水，旺火烧开，放入银耳、枇杷、冰糖煮沸后，装入大碗即成。

用法：早晚温热服用，隔日1次，3次为1个疗程。

功效：补气益肾，清热润肺，延年益寿。

银耳香菇汤

原料：银耳12克，香菇25克，花生仁20克，蜜枣10枚，植物油、精盐各适量。

做法：

1. 将花生仁用开水浸泡后去皮，放入砂锅内，加入适量水、蜜枣煮半个小时。银耳泡发后洗净去蒂；香菇浸软，去蒂洗净。

2. 砂锅内放适量植物油，将银耳、香菇同时放入，小火煮1小时，用精盐调味即成。

用法： 配餐服用，连服3天。

功效： 滋阴润肺，补气抗癌。

杏仁龙眼炖银耳

原料： 泡发银耳120克，甜杏仁15克，龙眼肉15克，荸荠50克，冰糖10克，料酒15克，姜片、味精、葱条、精盐各适量。

做法：

1. 将荸荠剥皮洗净，一切两半，放入砂锅，加清水2500毫升，用中火熬2小时，待水浓缩到1750毫升时，去掉荸荠渣，用洁布将汤过滤。

2. 将甜杏仁去皮，放入沸水锅中，加入碱水用文火煮15分钟，捞出冲洗净碱水味，放入碗里用清水浸泡。龙眼肉洗净后放入碗里用清水浸泡，然后将杏仁、龙眼肉放入碗中同入蒸笼蒸45分钟，取出备用。

3. 砂锅中放清水，烧至微沸，放入银耳略煮半分钟，倒入漏勺沥去水，备用。

4. 锅烧热，下入花生油15克，烧热后放姜、葱及料酒适量，加普通汤150克，盐少许，放入银耳煨3分钟，倒入漏勺内，去掉葱、姜。

5. 将荸荠水、银耳放入锅内，加盐、料酒蒸45分钟，放入龙眼肉、甜杏仁，再蒸15分钟，取出，撇去汤内的浮沫，加冰糖、味精即成。

用法： 每天1次，两餐之中服用，连服3～5天。

功效： 清甜滋润，爽口不腻，稍有杏仁甜味。滋阴润肺，补血止咳，适于咳嗽、咳血、盗汗等症患者服用。

银耳猪蹄汤

原料: 银耳 20 克,猪蹄 2 个。

做法: 先将银耳洗净,用水泡发 20 分钟。把猪蹄收拾干净,加入泡发好的银耳,上火煮酥,连汤和肉一起食用。

用法: 每周 2 次,配餐服用。

功效: 滋阴润肺,补血,可治疗口渴、便秘。

香菇银杏

香菇配银杏,慢性病佳肴

活化石——银杏,最早出现于3.45亿年前的石炭纪,远在恐龙称霸世界的时代,就已经有银杏树的存在了。银杏又名鸭掌树、佛指甲,其生长很慢,寿命却很长,从栽种到结果要20多年,40年后才能大量结果,寿命可达千余年。我的同事说他去山东浮来山风景区旅游时,印象最深刻的有四景:《文心雕龙》的作者刘勰之校经楼、千年树龙、神龟探海以及天下第一银杏树。相传这颗银杏树在3000多年以前就已存在,是当时周公东征时为祈祷胜利所栽种的,至今仍是枝叶繁茂,年年结果不辍。早在宋代,银杏就被列为皇家贡品。银杏作为国树,其全身皆可入药,药用价值在于能敛肺定喘、止带浊、缩小便、活血化瘀、美容除皱,可用于炒、食、煮,或当配菜,或做成糕点、蜜饯、罐头,也可制成饮料和酒类。

植物皇后——香菇的栽培发源于我国庆元,至今已有800多年历史。中医学认为香菇能聪耳益智、健胃助食、长骨润肤、保肝防癌。当年各地干旱,民不聊生,朱元璋因担忧国事而食欲不振、消瘦乏力,好在刘伯温承上了来自庆元的香菇,命御厨做成膳食后让朱元璋服下,朱元璋因此食欲大振,此后,香菇便成为御膳房中不可或缺的一味蔬菜。

其实香菇银杏这道菜并不稀奇，做法简便，吃起来甘润清甜。这道菜充满了我对童年的回忆，小时候祖母常给我烧这道菜吃，祖母虽不是什么营养学家，但对家人的饮食营养特别讲究，她常说，做菜简单，要做有内涵的菜却需要代代传承。从事了中医专业之后，我确实体会到中国饮食文化的重要性需要再次被提出并给予重视。高血压、高血糖、高血脂、心血管疾病等慢性疾病都与我们不科学的饮食密切相关。所以，我大力提倡治病七分养的原则，先从膳食均衡入手，凡事只要注意到细节，就是有再强的"春风"也无法让疾病在人体中"吹又生"。

原料： 水发香菇 150 克，银杏肉 50 克，白糖、湿淀粉、麻油、生油各适量。

做法：

1. 将水发香菇去杂洗净，挤干水分；银杏洗净，下油锅略炸后，捞出去掉种皮、胚。

2. 炒锅烧热放入生油，投入香菇和银杏肉略煸炒后，放入精盐、白糖、高汤、酱油、味精，用旺火烧沸改成小火炖至入味，湿淀粉勾芡，淋上麻油装盘即成。

用法： 配餐食用。

功效： 益气固肾，降低血压。可作为脾胃虚弱、食少乏力，或肾虚气喘、高血压、高血脂、冠心病等病症患者的食疗佳品。

【银杏肉】味甘、苦、涩，性平，入心、肺经。功能敛肺益气、化痰平喘、活血化瘀、缩小便。适用于肺系疾病、心绞痛、冠心病、高血脂、白带、淋浊、遗精等症。需注意的是，由于银杏的种皮和胚具有少量银杏酸、银杏酚和银杏醇等有毒物质，若食用过量会引起中毒，故为安全食用银杏，应去掉胚和种皮，再作烹调。

【香菇】性味甘平，入脾、胃、肝经。具有补肝肾、健脾胃、祛风和血、化痰通便、涩小便、去痘毒的功效。可用于治各种心血管疾病、小便失禁、麻疹等症，并可作为高血压、高血脂、高胆固醇、糖尿病及癌症患者的辅助食疗菜肴，可长期食用。

芹菜小汤

香浓芹菜小汤缓解泌尿系感染

有一位年轻体弱的女患者，自留学毕业回国工作后就一直在我的门诊治疗她的胃病。最近因为工作压力太大，休息得不好，泌尿系感染反复发作，而且还引起了尿血，她十分紧张，跑来门诊找我。我跟她解释说，曾得过泌尿系感染的患者，可能由于休息不好，过于劳累，或者卫生习惯不良等，造成感染反复发作，导致慢性泌尿系感染。病重时，就可能出现尿血。她说以前在国外留学的时候，因为经常熬夜学习，所以出现过反复感染的情况。因为国外都是用西药治疗，一直吃药吃得胃都不好了。回国以后，只要稍不注意，或是过于劳累，这个病就会发作。可是她万万没想到，竟然会导致尿血，她还以为自己得了膀胱癌，十分担心。

慢性泌尿系感染治疗疗程特别漫长，而且容易复发。中药或中成药虽然副作用小很多，但是这种情况多使用寒凉的中药，时间长了还是对脾胃有一定的损害。所以现在先急则治其表，给她服用抗生素以及相应的汤药，在此基础上，再让她喝一个辅助治疗的汤，既可以养养脾胃，又可以巩固疗效。考虑到夏天芹菜比较多而且新鲜，我就想到可以做一个有奶油的芹菜小汤。这个汤味道香浓，年轻女孩肯定会喜欢。

芹菜是一种营养丰富的蔬菜，含有蛋白质、脂肪、碳水化合物、纤维素、维生素、矿物质等营养成分。其中，B 族维生素、维生素 P 的含量较多，矿物质元素钙、磷、铁的含量更是高于一般绿色蔬菜，所以治疗出血性疾病特别好。中医学认为，它有清热除烦、利水消肿、凉血止血的作用，故特别适合用于治疗因泌尿系感染所致的尿血。配合味道鲜香的奶油汤，使整个汤具有益胃养阴、止血通淋的功效，小便出血、小便淋痛者均可常食。对这位胃不好、泌尿系有问题的年轻女患者来说是最合适不过了。

芹菜除了可以治疗尿血以外，还有很好的降血压、降血脂作用，所以对于老年患者也非常适合。但是多吃芹菜会抑制睾酮的生成，从而有杀精作用，会减少精子数量，虽然对避孕有所帮助，但是对于育龄男性，尤其是本来精子数量就比较少的男性，最好不要吃芹菜。不过，这种杀精作用是可逆的，只要停吃芹菜数周后，精子数量可恢复至正常水平，所以平时饮食时稍加注意即可。

原料：芹菜 150 克，奶油 150 毫升，牛奶 150 毫升，面粉适量。

做法：芹菜洗净去叶切段，用 150 毫升水煮开，并将食盐、奶油及 2 匙面粉调入牛奶内，一并倒入芹菜汤中，滚开即成。

用法：早晚各 1 次，温热服用，7～10 天为 1 个疗程。

功效：此汤清淡适口，鲜香开胃，具有益胃养阴、止血通淋的功效，糖尿病、小便出血、小便淋痛者均可常食。

豆芽海带炖鲫鱼

散结消肿妙管家——海带

我作为一名临床医生，无时无刻不在提醒自己要带给患者一个预防养生的观念，固护脾胃以生后天之精，补肾藏精以护先天之元。增强脾胃升清化浊的能力，助肾得以顺利排出毒素，不让毒素在体内堆积、蔓延，是预防肾脏疾病的一条长久之计。

我的一位患者，常某某，女，47岁，主要症状有周身乏力，下肢浮肿，活动后加重，夜间盗汗，五心烦热，小便量少黄赤，

四季皆可补益
肝肾的佳肴

第六话　四季通用处方

253

月经不调，触诊双下肢可见凹性水肿，伴颈部淋巴结轻度肿大，辨证为肾阴亏虚，肝郁不舒。考虑到属于更年期阶段，于是我给她开了滋肾养阴、疏肝理气兼以软坚散结的汤药，并嘱咐她喝点海带豆腐汤、鲫鱼粥，吃点豆芽等辅助治疗，还向她推荐了豆芽海带炖鲫鱼这道菜。

其中豆芽又称"如意菜"，主要疗效为清心解毒，养颜益寿。据说战国时期就有豆芽，称为"黄卷"，入药可治疗水肿，并可解毒。

素有"美容长寿菜"之称的海带，入药时称为"昆布"，有消瘀、散结、治水气等作用，古人所创用于治疗肝郁不舒、瘰疬、瘿瘤的方子"玉壶散""四海疏郁丸"等，都以海带为主要成分。记得我到日本进修时，发现日本人非常喜欢将海带与豆腐、豆芽一同炖煮，他们认为这是能养生延寿的"长生不老汤"。的确，加上豆腐温中健脾、清肠美肌的作用，以及豆芽清热除痹、利水消肿的功效，海带豆腐豆芽汤无疑是道养生、美容的食疗方。

鲫鱼别称喜头，中医学认为鲫鱼是鱼中的佳品，《本草经疏》对鲫鱼的评价是："诸鱼中唯此可常食"。历代医家认为其具有健脾利湿、和中开胃、活血通络之功效。妇女分娩后下乳要吃鲫鱼，可见鲫鱼通络、补养气血的功效。本品豆芽海带炖鲫鱼充分利用食物的自然属性与药物特性，最适于肾炎水肿及甲状腺肿大的患者服食。正因地球的生命从海洋而来，如同先天之精由肾水封藏，水里的植物、动物就是我们养生治病的宝藏，唯有善加利用，才能治病强身、无病延年！

原料: 海带 30 克，黄豆芽 250 克，活鲫鱼 1～2 条（约重 250 克），鲜汤 250 毫升，熟猪油 60 克，精盐、料酒、酱油、醋、味精、姜末、葱段各适量。

做法:

1. 将鲫鱼洗净，去鳞、鳃、内脏，在鱼身两侧斜切成十字花刀，控干水；海带泡发，洗净，切成 3 厘米长的海带丝；洗净黄豆芽，沥干水。

2. 起热锅，加入清水 1000 毫升，烧沸后将鱼放入氽一下，捞起，将鱼放在清水中把腹腔内黑膜洗净，沥干水分。

3. 起热锅，倒入熟猪油烧热，放姜、葱炝锅炸香，加入鲜汤、料酒，待汤开时，放入鱼、黄豆芽、海带丝，用文火炖 15 分钟，加入精盐，再炖几分钟，捞出。

4. 酱油、醋、姜末、味精合在一起放碗内，调成酱汁，供鱼、黄豆芽、海带蘸食。

用法： 配餐食用。

功效： 汤鲜味美肉嫩。本煲汤共奏利水消肿、降压消脂、软坚散结之功，对于肾炎水肿有食疗作用。此外海带含碘高，可预防地方性甲状腺肿。

【豆芽】性味甘、凉，入脾、大肠经。具有清热利湿、消肿除痹、健身美容的功效。对口舌生疮、便秘、高血脂均有食疗作用。

【海带】性味咸、寒，入肝、胃、肾经。功能消痰软坚、利水降脂、止咳平喘、散结降压。适用于甲状腺肿、支气管哮喘、带下、水肿、高血压、高血脂等症。

【鲫鱼】性味甘、平，入脾、胃、大肠经。功能健脾利湿。主治脾胃虚弱、乏力、食欲不振、便血、水肿、溃疡。

天冬粥

慢性虚劳可用天冬

记得我当时还在学校学习的时候，就一直琢磨着天冬（天门冬）这味药。因为这个药是众多补阴药里能入肺、肾、胃经的，而且味甘、苦，性寒，是绝对补真阴水脏的药。它具有滋阴、润燥、清肺、降火的作用。可是我当时在医院实习，很少看到老师开这味药，可能是怕其过于寒凉的特性，一般阴虚情况，用麦冬、沙参、石斛等较多。

后来一次偶然的机会，我在门诊遇到一位刚出院的患者，他是慢性虚劳，而且还患有肺气肿，身体特别消瘦，面色干枯而柴，嘴唇干裂，常常低热，说话没有什么底气，无法下地走路。因为不能下床，所以整天就挂着一个尿袋在床边，尿液特别黄，量也特别少。他左耳出现耳聋，右耳也耳鸣得厉害。

后来我就想起了天冬这味药，只是考虑到它寒凉之性会伤害到体弱之人的脾胃，恐怕这位患者受不了这样的药性。但如果加入温中的药物进行配合会不会缓解这种伤害呢？于是我就想到了糯米。糯米具有温中益气、健脾止泻、缩尿止汗和解毒的作用，如果与天冬相互配合，就可以降低天冬寒凉之性的伤害了。

我把天冬粥这个食疗方告诉了患者家属，嘱其熬给患者服用。吃了一段时间之后，这位患者的情况有明显好转，而且左耳还恢复了部分听力。起初我只是想用这个粥来改善患者慢性虚劳的情况，没想到效果出乎我的意料！后来我查到了《千金方》中对天冬的记载，说它可治虚劳绝伤，老年衰损羸瘦，偏枯不随，风湿不仁，冷痹，心腹积聚，恶疮，痈疽肿癞，亦治阴痿、耳聋、目暗。这下我便明白了，在之后的工作中，每当遇到相似的病情时，我都会特别推荐这个粥给患者服用。

原料：天冬 30 克，糯米 50 克。

做法：天冬捣烂煮浓汁，去渣，用汁煮米成粥。

用法：早晚各温服 1 碗，隔日 1 次，7 天为 1 个疗程。

功效：补肺益气，益肾润燥。治疗耳鸣、耳聋。

枸杞海参鸽蛋

"俊俏"的鸽子蛋

在《红楼梦》第40回中，刘姥姥拜访荣国府，史太君因此两宴大观园，席间上了一道"鸽子蛋"，刘姥姥不认得这个东西，直夸这里的鸡俊俏，下的蛋小巧，并不识得它的珍贵。鸽蛋是一种特别有营养的食物，其中含有优质的蛋白质、磷脂、铁、钙、维生素 A、维生素 B_1、维生素 D 等营养成分，有改善皮肤细胞活性、增强血液循环等功能。鸽蛋特别适合老人、产妇、婴幼儿及营养不良的小儿、贫血者等食用。由于脂肪含量较低，也较适合高脂血症患者食用。

鸽蛋的做法有很多，枸杞海参鸽蛋不仅色香味俱全，还很有营养，特别适合冬天食用。海参补肾益精，养血润燥；枸杞子滋补肝肾，明目益智；鸽蛋补肾益气。这3种原料配合在一起可补肾润肺、养心益智、补肝明目。对于体质虚弱、气虚乏力、营养不良、腰膝酸软、头晕耳鸣、视力下降、记忆力减退、眠差多梦等症，都有很好的补益和治疗作用。但是此汤毕竟偏补，所以感冒患者，或者食积胃热者、性欲旺盛者及孕妇不宜食，否则容易更加上火。

原料：枸杞子15克，海参3只，鸽蛋12枚，葱、姜、猪油、酱油、黄酒、鸡汤、胡椒粉、味精各适量，干豆粉少许。

做法：

1. 将海参放盆中用水浸泡发胀，将内壁膜抠洗干净。用温水焯两遍，冲洗净泥沙，再用刀尖在腹壁切成菱形花刀。

2. 枸杞子拣去杂质，洗净备用。

3. 鸽蛋凉水下锅，用文火煮熟，捞出去壳，滚上干豆粉，放入油锅内炸至表面成黄色捞出。

4. 锅上火烧热，放猪油，烧至八成热时下姜、葱炝锅，加入海参、鸡汤、酱油、黄酒、胡椒粉，煮沸后，撇去浮沫，文火煨40分钟，然后加熟鸽蛋、枸杞子，再煨10分钟即成。

用法：早晚各1次，温热服用，5天为1个疗程。

功效：味鲜香，略有枸杞味。补益力甚强，腰膝酸软、头晕眼花、视力下降、记忆力减退、耳鸣少眠者食用有益。

羊肉益智汤

煲一汤，促进孩子学习，缓解学习紧张

我小侄女胃肠功能不太好，从小就老犯胃病。平日她学习特别刻苦，经常废寝忘食，每逢考试的时候精神都特别紧张。中医学说思多伤脾，她如此刻苦加上不好好吃饭，所以年纪轻轻的，就脾胃虚弱，总胃疼，茶饭不思。

今年期末考试时，她尤其紧张，因为长期营养不良，所以手脚欠温，头晕目眩，食欲不振，而且还因为紧张而腹泻，小便频繁，非常影响学习。我妹妹担心女儿的身体，所以特意给我打电话，说考试在即，有什么汤可以炖给小孩儿喝，让她能好好专心学习，不受疾病的困扰。我说小侄女的病也不是一时半会儿得的，但是现在时间比较急，加上正值冬季，天气寒冷，又考虑到她吸收能力的问题，所以就推荐了一个既补脑又健脾胃的羊肉益智汤。

羊肉具有益气补虚、温中暖下的功效。相比牛肉，羊肉暖身的作用更强，尤其适合冬天食用，适合像我小侄女这样脾胃虚弱，加上手足冰冷的情况。益智仁有温脾止泻、暖肾、固精缩尿的作用，用于脾寒泄泻，腹中冷痛，小便频数，而且还有补脑益智的作用。怀山药补中健脾，生姜暖中。简简单单的四味，就可以解决小侄女的问题。

这个汤同样适用于那些一到年底就特别忙碌的人服用，最好在坚持服用的同时配合一些减压的运动或疗法让自己全身心都放松下来。

原料：益智仁 10 克（布袋包），怀山药 15 克，羊肉 300 克，生姜 3 片，幼盐少许。

做法：将洗净并切成块状的羊肉同已用清水洗净的益智仁（布袋内）、怀山药和生姜放入瓦煲内，加入适量清水，文火煲4小时，加入幼盐调味即可。

用法：两餐之中温热服用，每天1次，7天为1个疗程。

功效：对肾阳虚衰、手脚欠温、畏寒怕冷、头晕目眩、脾胃虚寒、食欲不振等症有疗效。

银杏莲子糯米粥

中药活化石——银杏的养心妙用

我的一位女邻居，正值更年期，本来身体内分泌失调，就导致多汗、烦躁，睡眠也不好，加上为孩子高考的事情操心，所以人就特别容易着急。因为天气炎热，给孩子做饭的时候突然中暑，浑身大汗，十分难受，她爱人觉得不对劲，就赶紧来找我。我怕她因为脱水昏厥，就马上赶了过去。对于她这种阴液耗伤的情况，容易导致阴虚阳亢，所以不能光给她用一般的清热解暑药，而是要先敛阴、保阴，防止她出现生命危险。

因为夏天大家胃口都不是很好，如果再喝苦苦的中药估计她连饭都吃不下了。所以我就推荐她爱人给她做银杏莲子糯米粥，来敛阴安神。这个粥适合长期食用，最好是在早上吃，这样能更好地吸收，晚上吃容易消化不良，导致腹胀以及肥胖。我特意叮嘱如果她来月经的时候最好不要吃，因为这个粥具有比较强的收敛作用，本来更年期的月经就不准，量也偏少，如果再收敛，容易导致月经不畅，从而引起妇科疾病。

坚持喝一段时间以后，能明显发现自己出汗变少，而且食欲变好，精神转佳，气色红润有光泽！最重要的是，因为身体变好了，气和阴都得以滋补，所以睡眠质量也会有所提升。只要睡眠质量好了，人就不会容易心情烦躁、焦虑了。除此之外，这个粥还有健脾止泻、缩小便的功效，能治疗气虚尿频、妇女赤白带下、崩漏等导致阴液耗损的疾病。

说起银杏，其叶中的提取物可以"捍卫心脏，保护大脑"，治疗心脑血管疾病还有高血压。清代张璐璐的《本经逢源》中载，白果具有降痰、清毒、杀虫之功能，可治疗"疮疥疽瘤、乳痈溃烂、牙齿虫龋、小儿腹泻、赤白带下、慢性淋浊、遗精遗尿等症"。银杏外种皮的水溶性成分具有较好的镇咳祛痰作用，还有杀菌杀虫作用。但为了食用安全，应去掉胚芽和种皮，先用清水煮沸，倒去水和内种皮后，再加水煮熟或用于烹饪。也可以用微波炉炸银杏，取带壳银杏一碟，用食用塑料袋裹住，置微波炉内数分钟炸熟，即可趁热去壳食用。此外，已发芽的银杏种仁不能食用，食银杏种仁时切忌同时吃鱼。而且银杏叶不能与茶叶和菊花一同泡水喝。银杏叶内含有大量的银杏酸，有毒性，而且是水溶性的，未经处理直接泡水，不但无法摄取到里面的银杏黄酮和银杏内酯等有效物质，反而可能引起中毒。

原料：银杏 15 克，莲子 15 克，大枣 6 枚，糯米 60 克，红糖适量。

做法：银杏、莲子、大枣、糯米一同入锅煮，待粥熟后加入红糖即成。

用法：早晚各温服 1 碗，7 ~ 10 天为 1 个疗程。

功效：健脾止泻，养心安神，缩小便。治疗妇女赤白带下。

养阴胶芪归枣汤

男女都可服阿胶养血

俗语说，春夏养阳，秋冬养阴。到了秋天，首先应该注意养阴。如果在秋天遇上急性大出血，例如分娩期间大出血，或者意外导致的大出血，没能及时好好调养的话，健康状态会明显一落千丈。中医学认为，秋冬季节天气干燥，人体顺应大自然，需要适当补阴。如果在此时血液大量流失，对身体的影响肯定更为明显。

我的一位年轻男患者，去年秋天发生交通意外，造成急性大出血。在医院治疗后，虽然命被救回来了，但是面色一直萎黄，精神也特别差。他查了许多次血常规，每次血色素都是在正常底线水平，吃了许多生血作用的西药也不见效，最后抱着试试看的心态来到中医门诊。

其实中医治疗血虚有很多方法。一般人总认为只有女人才需要补血，男人不会缺血，所以就不用补了。其实不然，尤其像这位男患者，他刚刚经历过创伤，流失大量血，需要补血的程度就如同一个刚生完孩子的妈妈。考虑到他毕竟年轻，复原能力肯定比中老年人要强，所以我只给他开了一个益气补血最基本的方子：胶芪归枣汤。

这个方子具有补虚养血、生血补血、芳香健脾的功效，特别适合类似急性失血性贫血情况的患者服用。这位患者服用一个月以后，再查血常规发现血色素已经基本恢复正常了，而且精神也好了不少，面色也红润了许多。继续喝了2周之后，我告诉他可以停药了。这位患者毕竟是个年轻小伙子，如果服此药时间过长容易上火，反而不好。不过这个方子除了用于急性失血性贫血以外，也适用于平常就有贫血、血虚情况的患者服用，如果平素体质虚弱，服用时间可以适当延长一些。

原料：黄芪、当归各15克，红枣15枚，阿胶10克。

做法：先将前3味拣杂，洗净后同入砂锅，加水适量，中火煨煮40分钟。阿胶置另一锅中煮沸烊化。将阿胶液徐徐兑入药汁中，拌和均匀即可。

用法：早晚各1杯，连服5日。

功效：有补虚养血、生血补血、芳香健脾功效。适用于急性失血性贫血。

洋葱凤爪粥

风湿疾患巧用洋葱

我曾经在门诊遇到过一位患者，他有多年糖尿病病史，而且还患有风湿性关节炎。每逢秋天，天气转凉的时候，全身的关节，尤其是肩背部以及膝盖和脚踝都会刺痛，有的时候疼得都无法动，同时因胃寒还会伴有胃痛。

因为这位患者的问题比较复杂，我除了开药方以外，还给他进行了扎针和艾灸治疗。复诊时他说病情确实比之前好一些，但是只要自己稍不注意，或者天气突然骤冷，这些症状就容易再次出现。为了巩固疗效，我就给他开了一个化痰祛湿、和胃下气、温中散寒的食疗方——洋葱凤爪粥。

洋葱味甘、微辛、性温，具有润肠、理气和胃、健脾进食、发散风寒、温中通阳、消食祛痰、提神健体、散瘀解毒的功效，主治外感风寒无汗、鼻塞、食积纳呆、宿食不消、痢疾等症。除此之外，现代研究发现，洋葱还有降血压、抗血凝、降血脂、降血糖、消炎、抗过敏、防止骨质疏松、减少癌症发生率等作用，还能防治失眠、治疗感冒。鸡爪的营养价值颇高，含有丰富的钙质及胶原蛋白，多吃不但能软化血管、美容，还可以治疗关节的经筋疾病。如果是非糖尿病患者食用这个粥的话，一天三顿任何一顿服用都可以。但考虑到这位患者有糖尿病，如果在早餐吃粥的话，会导致血糖升高，不利于血糖的控制，所以还是建议他在中午或者晚上服用。

这位患者吃了1个多月后，感觉关节疼痛的程度和次数都明显减少，而且血糖控制也比较理想，大小便比之前通畅，也不那么怕冷了，身体强壮了许多。看到这么好的效果，我就让他坚持继续吃，除了腹泻、急性胃肠炎、高热、上火以外，任何时候都可以服用，以巩固疗效。

> **原料**：洋葱 100 克，鸡爪 10 个，大米 150 克，姜、料酒、盐、味精适量。
>
> **做法**：洋葱切成小块，鸡爪斩块，与大米、盐、姜、料酒同入锅中煮至五成熟，加入洋葱熬煮成粥，调入味精即可。
>
> **用法**：早晚各温服 1 碗，每周 3 次。
>
> **功效**：化痰祛湿，和胃下气，温中散寒。治风湿性关节炎等症。

清汤燕窝

燕窝至清，养颜护嗓

燕窝自古以来就被誉为"稀世珍品"，男人服之可益肾补虚、强身健体；女人食之能美容养颜、延缓衰老；老人食用能补益虚损、延年益寿；儿童服用能益智健脑、防病强身；对于妊娠妇女，能强壮、滋阴、清胎热。清朝《随园食单》记载着："此物（燕窝）至清，不可以油腻杂之；此物至文，不可以武物串之"，讲究"以清配清，以柔配柔"，故咱们以清汤煮食燕窝。在古代，非皇亲国戚、后宫佳丽，要想尝到燕窝那是不可能的，有许多老百姓连听都没听过。曹雪芹先生在《红楼梦》里多处提及"燕窝"二字，如宝钗劝黛玉食冰糖燕窝粥治咳嗽、袭人命厨房做燕窝汤给彻夜未眠的宝玉等，并非曹雪芹觉得燕窝有多好吃，其喻义在于：燕窝是只有富比帝王之家的贾府，才能时常吃到的珍品。

曾经有一位中央音乐学院的老师来找我，她由于一直咳嗽而影响上课前来就诊。我询问后得知，1 个多月前她参加完演出回京后，大概是感染风寒，一直咳嗽，食欲也不好，还容易疲劳。

我参看了她的舌苔脉象：舌质红、舌体胖大、苔白微腻，脉象细弦略浮，辨证为肺阴亏虚、脾失健运，除了给她开汤药，我还嘱咐她准备点清汤燕窝来护嗓。二诊时，她已不再咳嗽，恢复了原本的声音，清晰而洪亮。她还高兴地说，没想到喝了燕窝之后，现在不管唱多久都没有以前那种快要哑掉的感觉了。

其实清汤燕窝除了润嗓之外，其中配合的火腿能醒脾开胃、生津养血、滋肾填精，加上香菜叶可健胃醒脾，消除食欲不振。因此我让老师喝这个更多的还是照顾到她的体倦乏力，使其能气阴双补。

我有几位歌唱家朋友，他们主要担任男、女高音的角色，平时就经常服用我介绍的清汤燕窝来润嗓子、利咽喉，疗效甚好。我建议爱唱歌或工作需要经常用嗓的人群，有机会都可以试试燕窝保嗓的美妙功效，但需要提醒大家的是，脾胃虚寒者不宜食用燕窝之品，如果您有纳呆腹胀、脘腹隐痛且喜温喜按、口淡不渴、四肢发凉、大便稀溏等表现，还是等脾胃功能恢复之后再食用燕窝。

原料：净燕窝30克，清汤1250毫升，火腿20克，香菜叶5片，精盐2克，味精1.5克，鸡油少许，碱适量。

做法：

1. 净燕窝用水泡软，再用碱水提质，发至燕窝柔软、膨胀，用凉开水洗净碱味，挤干水分，放入汤碗内待用。

2. 火腿切细丝；香菜叶洗净。

3. 锅内加清汤、精盐，烧开撇去浮沫，再加上味精，浇在燕窝周围，撒上火腿丝，放上香菜叶，淋上几滴鸡油即可。

用法：配餐适量食用。

功效：润肺护嗓、健运脾胃。适合体倦乏力，需气阴双补之人服食。

【燕窝】性味甘、平，入肺、脾、胃、肾、心经。燕窝是珍稀佳肴，又是名贵药材，功能益气补中，养阴润肺，化痰润燥。适用于虚劳咳嗽、咯血、消瘦、乏力、头晕目花、口干咽燥等症。脾胃虚寒者不宜食用燕窝之品。

【火腿】性味咸、温，入脾、胃、肾经。功能醒脾开胃，生津养血、滋肾填精。主治虚劳怔忡、胃口不开、脾虚久泻等症。

【香菜叶】性味甘、温，入肺、胃经。能健胃醒脾，对于食欲不振者有很好的食疗效果。

祛火魔芋煲鲫鱼

体内郁热常吃魔芋

夏季的时候出现咽喉肿痛或牙龈肿痛，可以吃些寒凉药来消炎止痛，可是到了凉爽的秋天，如果还服用那些寒凉药物的话，不但容易伤及脾胃，还可能导致腹泻。我的一位患者，喜欢吃辣的东西，可是吃多了又容易上火，所以常常会牙龈发炎。每次只要牙龈发炎，他都会直接去买清热败火的药吃，吃完就拉肚子，拉完肚子牙龈也就不痛了。后来他干脆长期服用这些败火药，同时继续吃辣，以为这样做就可以避免上火和牙龈肿痛了。但是因为吃药时间太久，身体对这些药物出现了耐受，所以他现在已经从长期腹泻转变成严重的便秘，牙龈肿痛也变得越来越严重，连嗓子也经常红肿疼痛，而且只要辣的食物吃多了，加上熬夜，双眼就会通红，吃什么消炎药都不管用。

长期吃所谓的败火药其实有很多害处。因为这些药性味苦寒，寒凉的东西长期服用，特别伤害脾胃，所以一开始会有腹泻不止的症状。长时间服用燥湿伤阴的苦寒药物，加上食用辛辣的食物会耗伤体内的阴液，所以后来就变成了便秘，而且还越来越严重。至于后来持续出现的牙龈、咽喉红肿、目赤疼痛症状，主要是因为他长期吃辣，加上阴伤而火旺所致。这位患者长期服用辛辣温热食品，所以单纯的寒凉药已经不能发挥作用。因此我首先让他停用所有的败火、消炎止痛药物，而且禁止再吃辣的东西。对于他目前存在的咽喉、牙龈肿痛，考虑到正值秋季，不能过服阴凉之品，所以干脆就让他采用食疗的方子——魔芋煲鲫鱼。此汤具有补益正气、清热润燥和解毒宽肠的功效，适用于治疗咽喉肿痛、牙龈肿痛、胃热赤眼等病症。

鲫鱼虽然有补益脾胃的作用，但其味甘、性平，所以较其他鱼的补益作用要温和得多，而且用来做汤味道特别鲜美。魔芋味辛、性寒，两者相加使得服用这道汤不会引起上火。《伤寒论》里也说，辛寒保津，尤其适用于阴液已经耗伤较多的患者。另外，魔芋还有解毒、消肿、行瘀、化痰、散积等作用，可以改善这位患者体内已有热毒的情况，让他体内的郁热通过大肠慢慢排出来，真正达到祛火强身，而非败火伤身的作用。

原料： 魔芋豆腐200克，活鲫鱼250克。

做法： 将鲫鱼去鳞和内脏，洗净，入锅，加清水适量，煮沸后加生姜、料酒、油、盐等调味品。煮至汤为乳白色加入魔芋豆腐，至豆腐入味后即可起锅。

用法： 配餐服用。

功效： 补益正气、清热润燥、解毒宽肠，适用于咽喉肿痛、牙龈肿痛、胃热赤眼等病症。

调理脾胃通用方

无花果炖猪蹄

无花果缓解胃肠功能紊乱

便秘和腹泻都属于消化系统疾病，但在人们的印象中两者不会同时出现。我就遇到了这样一位患者，他不仅有便秘，还长期腹泻，两者相互交替已有5年，肠功能已经严重紊乱。

从他的讲述中我了解到，起初他因为工作忙碌，腹泻时就自行买止泻药服用，便秘时就买点番泻叶泡水喝。一来二去，这个病越来越严重，还长了痔疮，出现间歇性便血。长期服药把胃也伤了，疗效并不明显。走进我门诊时，他已骨瘦如柴，面色萎黄，40多岁的人还长了一脸痤疮，说话没有底气，走路也没有力气。

看到他这个样子，我决定从饮食习惯方面入手，让他的胃肠功能慢慢恢复。于是就给他介绍了一个食疗汤，让他好好补充营养，调整胃肠，使其恢复正常的消化、吸收、排泄功能。

这个食疗汤是由无花果、猪蹄及一些调味料熬煮而成，肉烂果熟，味道香浓，具有健胃清肠、消肿解毒、祛风的作用。可以用来治疗消化不良、肠炎、痢疾、便秘、痔疮、产妇发乳、风湿麻木、筋胃疼痛等症，同时还有美肤、滑肌的功效。

在我国无花果被誉为"仙人果"。它含有苹果酸、柠檬酸、脂肪酶、蛋白酶、水解酶等，有助于人体对食物的消化，促进食欲，又因其含有多种脂类，故具有润肠通便、降低血脂、抗炎消肿的作用。熟果实的果汁中可提取到一种芳香物质苯甲醛，具有防癌抗癌、增强机体抗病能力的作用，可以预防多种癌症的发生，促使癌细胞退化，并对正常细胞不会产生毒害。中医学认为，它性平，味甘，健脾，止泻，用于食欲减退、腹泻、乳汁不足、咽喉肿痛、便秘、痔疮等症。

所以，对于上文说到的那位患者，已经被疾病折腾到身体严重虚弱，却又虚不受补的人，很适合用无花果来清毒、补脾胃，加上养血、滋润肌肤、滑肠道的猪蹄，攻补双施，能达到较好的调养效果。

原料：无花果100克，猪前蹄2只，料酒、精盐、味精、葱段、姜片、胡椒各适量。

做法：

1.将无花果洗净剥开；将猪蹄去毛洗净，放入沸水中焯一下，捞出洗净。

2.锅中加水，放猪蹄、无花果、料酒、精盐、味精、姜片、葱段，烧沸后改用小火炖至肉熟烂，拣去葱、姜，撒入胡椒粉调味，即成。

用法：大便不畅时连服 3 日，两餐之中，每日 2 次。

功效：健胃清肠、消肿解毒、祛风，可用于辅助治疗消化不良、肠炎、痢疾、便秘、痔疮等症。

海带荸荠粥

消骨刺试试海带荸荠粥

　　我曾经接诊过一位老患者，一到冬天，长骨刺的脚跟和膝盖就特别疼，后来疼到腰周围的肌肉都变得僵硬，因为着急，血压也会明显升高。经过一段时间汤药调理后，她感觉到关节不那么疼了，僵硬的感觉好像也缓解了，但是骨刺还是下不去。后来我就想到，不如再配合食疗，喝点软坚散结的海带荸荠粥，加强对骨刺的治疗，还能辅助控制血压。

　　海带的营养非常丰富，里面富含钙、碘、硒、铁、粗蛋白等，可降血压、降血脂，补充钙质，还有一定的抗癌作用。中医学认为它具有泄热利水、止咳平喘、软坚散结的作用。荸荠可清热止渴、利湿化痰、降血压。两者配合，不仅能降压、软坚散结、利湿化痰，还能补阴生津。但是考虑到这两者性味较寒凉，对于寒性风湿病患者来说，长期食用有可能加重病情，所以这个粥里加入了生姜以散寒。

　　这个方子除了治疗骨刺、腰腿痛以外，还有降血压作用。如果是单纯治疗风湿、骨刺、关节寒凉等，则生姜的用量可以再多一些，用到30克。如果单纯治疗高血压的话，应该少放点生姜，甚至可以考虑不放。因为生姜毕竟性温，内含姜辣素，大量服用生姜的话，姜辣素经肾脏排泄过程中会刺激肾脏，并且刺激胃黏膜，引起血管运动中枢及交感神经的反射性兴奋，促进血液循环从而导致血压升高。如果患者有骨质增生，而且还伴有局部关节红、肿、灼热、痛等，也不要使用生姜了。像这位患者，既有高血压，又有骨刺，可以少放一点点姜，如果血压控制不好，可以干脆不在粥里放姜，而外敷生姜，用生姜、大葱各一半，切碎炒热，用布包好贴在患处。这样就可以避免过多的姜辣素被吸收至体内，又避免关节寒凉，做到内外双攻，增强疗效。

原料： 海带60克，荸荠100克，瘦猪肉120克，大米120克，姜丝、葱末、精盐、味精各适量。

做法： 海带泡胀，切成小块；荸荠去皮，切成小块；猪肉切成小块。锅中下入海带、大米、猪肉、姜葱、盐煮粥，待米开花烂熟时加进荸荠稍煮片刻，调入味精即可。

用法： 早晚各温服1碗，7～10天为1个疗程。

功效： 软坚散结，补中益气，滋养肝血。治疗慢性腰腿痛、肌肉筋膜硬化、骨质增生。

后记

在北京，如果看中医，大家都会去宽街，在很多人眼里宽街已经成为北京中医医院的代称。北京中医医院是北京市属唯一的三级甲等综合中医医院，是一个具有60多年历史，云集全国名老中医的地方和学术传承的场所，已故名老中医为我们留下了许多宝贵的经验方，如房芝萱的红纱条、关幼波的五灵丹、王为兰的益肾蠲痹颗粒、鲍友麟的化郁清胃冲剂、吉良辰的十子育春丸等，这些已经成为北京中医医院的拳头产品和招牌标志。按照节气治病更是历代宽街医师重要的行医法则之一。

完成这部二十四节气养生作品是我代表宽街大夫的心声，也是承载着我的美好愿望所完成的又一部中医养生书籍。身为中国人，我深感自豪，因为古人将太阳周年运动轨迹划分为24等份，每一等份为一个"节气"，全年二十四节气。这是通过观察太阳周年运动和实践经验而形成的时间知识体系，不论是对农作物的生长、收获，还是对我们养生防病，都具有很重要的意义。节气的轮转早在人类的基因里就已经记录好了，生物钟自然会跟随各个节气特点在变化，人体会根据节气的变化做出下意识的反应。跟着节气养生，体现了中国人尊重自然、顺应自然规律的理念。即使天人的关系如此紧密，好似"智能"，但人还是会生病。

总结整本书的小故事，我发现人会生病的原因就因一个字——"恋"。对各类事物的牵挂，是导致压力过大的根本因素，是不锻炼的借口，是饮食不均衡的元凶，是情志不舒的根源。通过本书我呼吁各位读者，放下所"恋"，顺应自然规律，跟随节气养生，返璞归真，有意识地养护身心健康。

有很多人希望尽快看到本书面市，给予我许多建议和鼓励。在此衷心感谢主审刘清泉院长对中医文化传承的厚爱和执着，以及对我不断的激励；感谢脾胃病专家李乾构教授和张声生主任的审读意见；同时还要感谢参加编写的人员：姚叙莹、杜琨、徐春军、吴剑坤、张美莲、陈明、杜正光、赖宇飞、李帷、沈晨、王秋明、丁洋、乔喆、肖旸、刘一君、刘继红、白京华、闫小光等。本书所讲述的是我们多年的从医经验、我们的生活实践、我们的临床总结，以及我们的直觉和我们的下意识，也体现着我们宽街医生一直以"更正普遍中医知识的小缺点，传授正确的中医理念体悟"为要旨，传扬中国博大精深医学的精神。愿这本节气养生小书，能够给各位带来一定的启发和帮助。

唐博祥

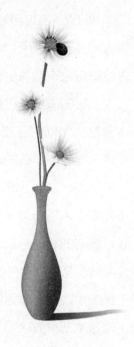

养在二十四节气